现代急诊医学与危重症救治

XIANDAI JIZHEN YIXUE YU WEIZHONGZHENG JIUZHI

赵 浩 等 主编

河南大学出版社
HENAN UNIVERSITY PRESS
·郑州·

图书在版编目(CIP)数据

现代急诊医学与危重症救治 / 赵浩等主编. --郑州：河南大学出版社，2024.10. -- ISBN 978-7-5649-6097-1

Ⅰ.R459.7

中国国家版本馆 CIP 数据核字第 2024NQ4420 号

责任编辑 孙增科
责任校对 陈　巧
封面设计 王　娇

出　版　河南大学出版社
　　　　地址：郑州市郑东新区商务外环中华大厦 2401 号　　邮编：450046
　　　　电话：0371-86059701(营销部)　　网址：hupress.henu.edu.cn
印　刷　广东虎彩云印刷有限公司
版　次　2024 年 10 月第 1 版　　印　次　2024 年 10 月第 1 次印刷
开　本　787 mm×1092 mm　1/16　　印　张　7
字　数　188 千字　　定　价　36.00 元

编 委 会

主 编 赵 浩 山东中医药大学附属医院

王岩群 山东省枣庄市市中区人民医院

董晓斌 山东中医药大学附属医院

邱登波 青岛市市北区老年病医院(青岛市市北区人民医院)

杨国政 青州市人民医院

丁建光 昌邑市人民医院

副主编 姚国华 泰安市中心医院

种法浩 青岛市黄岛区中心医院

徐法志 山东省济宁市嘉祥县人民医院

王献智 海阳市人民医院

张岩君 乳山市人民医院

熊政利 武汉中西医结合骨科医院

前言 PREFACE

本书以临床常见急诊急救及重症监护的专业视角，从基本概念、基本技能入手，阐明现场救护的新概念和常用救护的新技术。针对各种急诊急症，书中均进行了详细介绍，包括疾病的病因病理、发病机制、临床表现、诊断与鉴别诊断、救护流程与关键等。本书充分结合当前新理论和技术进展，力求突出先进性、前瞻性、创新和实用性，内容新颖，层次分明，使读者能够熟悉和掌握各种急诊急症的救护知识和技能、救护原则，培养急救意识与应变能力。

由于时间仓促，且各人的写作风格不完全相同，每章节内容的难易程度也不尽相同，书中难免有不妥之处，敬祈广大读者指正。

编委会

2024 年 4 月

目录 CONTENTS

第一章　常见急症的诊治思路

第一节　发热

发热(fever)是指机体在致热原作用下或各种原因引起体温调节中枢功能障碍时,体温升高超出正常范围,见于各种全身性或局部性感染,以及许多非感染性疾病(如肿瘤与结缔组织病等),它是内科急诊中最常见的症状。一般而言,当腋下、口腔或直肠内温度分别超过 37 ℃、37.3 ℃和 37.6 ℃,并且 24 h 内温度差波动在 1 ℃以上,可称为发热。按照发热的高低,可分为:①低热,37.4～38 ℃。②中度发热,38.1～39 ℃。③高热,39.1～41 ℃。④超高热,41 ℃以上。

一、诊断思路

1.病史:详细询问病史对发热原因的诊断常能提供重要线索。

(1)起病方式:一般而言,急性感染性疾病起病多较急骤,常有受凉、疲劳、外伤或进食不洁食物等病史,若发热前有明显寒战者,多属化脓性细菌感染或疟疾;而一般非感染性发热,以及结核、伤寒、立克次体和病毒感染多无寒战。

(2)重视发热的伴随症状:在询问病史时,应当重视具有定位意义的伴发的局部症状,以便确定主要病变在哪个系统。如发热伴有鼻塞、流涕、咽痛、咳嗽,而一般情况良好者多为上呼吸道感染;若有胸痛、咳铁锈色痰和呼吸困难者,则多为下呼吸道感染,如肺炎。发热伴神经系统症状,如头痛、呕吐、昏迷、惊厥、脑膜刺激征等,则表示病变在中枢神经系统,应考虑各种脑膜炎、脑炎、中暑、急性脑卒中等;但儿童易有高热惊厥,不一定有严重脑部病变。发热伴有肋椎角、腰肋部疼痛及尿频、脓尿、血尿者,提示多为泌尿系统感染。发热伴有明显关节痛或关节炎症状者,应多考虑风湿热等结缔组织疾病。发热伴有恶心、呕吐、腹痛、腹泻者,应多考虑急性胃肠道炎症。发热、黄疸伴右上腹痛应注意肝胆感染。以此类推。

除上述病史外,还应重视流行病学资料,如患者所在地区、年龄、性别、职业、发病季节、旅游史、接触感染史等,尤其是传染病的流行病学史非常重要。

2.体格检查:遇到急重症发热患者,应首先测呼吸、脉搏、血压等重要生命体征,并快速进行全面的体格检查,重点检查皮肤、黏膜有无皮疹、瘀点,以及肝、脾、淋巴结肿大等。发热伴有休克时,患者面色青灰,脉细速,血压下降或测不出,见于重症肺炎、暴发性流行性脑脊髓膜炎、中毒性细菌性痢疾、脓毒症、肾病综合征出血热等。

长期不明原因的发热患者尤应注意隐蔽性病灶,如肝、膈下、脊椎、盆腔、鼻窦、乳突等局部脓肿。肝脓肿是引起长期发热的常见病因,在早期不一定有局部症状。脊椎病变如结核或败血症后脊椎旁化脓性病灶在体检时易被忽略。眼底检查与肛门指检应作为常规,粟粒性结核可有眼脉络膜结核结节,年老患者肛门指检可发现前列腺脓肿。此外,腹部与盆腔手术(包括引产)后发热可由腹腔或盆腔内隐蔽的脓肿引起。

3.辅助检查:对发热患者行辅助检查时目的必须明确,并以简便快捷为原则。对于通过病史询问和体格检查能确诊者不一定均做有关检查。常用的辅助检查包括:

(1)血、尿、粪常规检查。

(2)血清学检查:如肥达试验、外斐反应、钩端螺旋体病的凝集溶解试验、乙脑的补体结合试验、系统性红斑狼疮的抗核抗体试验等。

(3)血或骨髓培养:对伤寒、副伤寒、脓毒症、细菌性心内膜炎等疾病的病原诊断均具有决定性意义。

(4)X线、CT与MRI检查:CT与MRI检查对诊断骨盆内、膈下与腹腔深部隐蔽性脓肿,尤其对发现腹膜后病灶如淋巴瘤、脓肿、血肿等有重要价值。

(5)超声检查:对疑有急性渗出性心包炎和感染性心内膜炎患者,可行超声心动图检查。腹部超声检查适用于疑有腹腔内占位性病变、肝脓肿、肝胆道结石及肾脓肿、泌尿系统结石等患者。

(6)活体组织检查:如肝穿刺活组织检查、淋巴结及皮损与皮下结节活体组织检查等。骨髓检查对白血病、恶性组织细胞病等具有决定性诊断价值。

4.病因诊断:在临床实践中,以发热为主诉或唯一症状的就诊者有急性发热、原因不明发热、长期低热及超高热等。其病因特征亦各异。

(1)急性发热:热程在2周以内的发热称为急性发热。其原因很多,绝大多数属于感染,尤以呼吸道、泌尿道和消化道感染最常见。在排除上述系统感染后,则要注意某些急性传染病和其他系统的感染。一般而言,这类发热,常伴有定位症状,比较容易诊断。

(2)长期"不明原因"的中、高热:指发热持续3周以上,体温多次超过38.3 ℃,经过至少1周深入细致的检查仍不能确诊的一组疾病,称为不明原因发热(FUO)。其病因主要有感染(占60%~70%)、恶性肿瘤(占20%)与结缔组织-血管性疾病(占10%)三类。病因也受年龄的影响:6岁以下的FUO患儿以感染性疾病为主,尤其是原发性上呼吸道、尿路感染或全身感染;6~14岁年龄组则以结缔组织-血管性疾病和小肠炎症性疾病为最常见的病因;14岁以上的成人组,虽然仍以感染性疾病占首位,但肿瘤性疾病明显增多。仍有10%的病例始终原因不明。

(3)长期低热:指口腔温度在37.5~38.4 ℃,持续4周以上者。由感染性疾病引起者占40%,非感染性疾病者占57%,原因不明者占3%。器质性低热包括:①慢性感染,如结核病、肝脏疾病、慢性肾盂肾炎、慢性胆道感染及各种病灶感染(鼻窦炎、牙根脓肿、前列腺炎、慢性盆腔炎、肛门周围脓肿等)。②结缔组织疾病,如风湿热、类风湿关节炎、系统性红斑狼疮等。③内分泌疾病,如甲亢、嗜铬细胞瘤等。④恶性肿瘤,早期淋巴瘤、实质性肿瘤转移等。功能性低热包括:①生理性低热,月经前低热、妊娠期低热等。②神经功能性低热,多见于青年女性,长期低热可长达数月或数年。③感染后低热。

(4)超高热:指发热超过41 ℃以上,主要见于体温调节中枢功能障碍,有以下各种原因。①中暑或日射病。②脑部疾病:如严重脑外伤、脑出血、脑炎与脑肿瘤等。③输血、输液污染引起严重热原反应与脓毒症。④麻醉药引起的恶性高热。⑤临终前超高热等。

二、处理原则

1.支持治疗:患者出现神志改变、呼吸窘迫、血流动力学不稳定等危及生命的症状与体征时,立即实施监护、建立静脉通路、气道管理、补液及氧疗,必要时予以呼吸支持治疗。

2.对症处理:高热的对症处理如下。

(1)物理降温:一般可用冷毛巾湿敷额部,或用冰袋置于额、枕后、颈、腋和腹股沟处降温,或用

25%～50%酒精擦浴，或头置冰帽、冰水灌肠、冷盐水洗胃，或将患者置于空调房内(使室温维持在27 ℃左右)。应根据具体条件选用。

(2)药物降温：视发热程度可采用口服或肌内注射解热镇痛药。口服的有：阿司匹林(每次0.3～0.6 g)、对乙酰氨基酚(每次0.3～0.5 g)、布洛芬(每次0.2～0.4 g)、解热止痛片(APC片，1～2片/次)、速效伤风胶囊(1～2粒/次)、复方对乙酰氨基酚片(1～2片/次)等。肌内注射用的有：阿司匹林精氨酸盐(每次0.5～1.0 g)、阿司匹林赖氨酸盐(赖氨匹林，每次0.9～1.8 g)、对乙酰氨基酚(每次0.15～0.25 g)、息热痛注射液(每次2 mL)、安痛定注射液(1支/次)等。高热者病情需要时可短期应用激素，如地塞米松5～10 mg静脉注射或肌内注射；或以地塞米松12～20 mg/d或氢化可的松300～600 mg/d静滴。

3.抗生素经验性应用：对感染患者早期抗生素经验性应用是有益的。一般来讲，若有明确的病原菌感染，则选择覆盖特定病原菌感染的窄谱抗生素；若不明确，可选择覆盖革兰氏阳性和革兰氏阴性需氧菌、厌氧菌的广谱抗生素。

4.诊断性治疗：当发热病因一时难以查明时，在不影响进一步检查的情况下，可按可能性较大的病因进行诊断性治疗(如疑疟疾，可试用氯喹；疑阿米巴性肝脓肿，行抗阿米巴治疗；疑结核病行抗结核治疗时间以3～4周以上为宜)，期望获得疗效而做出临床诊断。诊断性治疗应选用特异性强、疗效确切及安全性大的治疗药物，剂量应充足并完成整个疗程，无特殊原因不得随便更换试验药物。

5.随访观察：对部分症状轻微、经过详细检查仍不能明确病因的发热待查患者，也可在专科门诊进行长期随访而不做特殊处理，确有不少患者可获自愈。

第二节　意识障碍和昏迷

一、概述

意识是指人体对周围环境及自身状态的感知能力。意识障碍可分为觉醒度下降和意识内容变化两方面。前者表现为嗜睡、昏睡和昏迷；后者表现为意识模糊和谵妄等。意识的维持依赖大脑皮质的兴奋。脑干上行网状激活系统(ARAS)接受各种感觉信息的侧支传入，发放兴奋从脑干向上传至丘脑的非特异性核团，再由此弥散投射至大脑皮质，使整个大脑皮质保持兴奋，维持觉醒状态。因此，ARAS或双侧大脑皮质损害均可导致意识障碍。

昏迷(coma)是一种严重的意识障碍。临床表现的特征：意识丧失，运动、感觉、反射和自主神经功能障碍，给予任何刺激(如语言、声音、光线、疼痛等)均不能将患者唤醒，但生命体征如呼吸、脉搏、心跳、血压和体温尚可存在。

以觉醒度改变为主的意识障碍，根据检查时刺激的强度和患者的反应，可分为以下3级：

1.嗜睡(drowsiness)：主要表现为病理性睡眠过多过深，能被各种刺激唤醒，并且能够正确回答问题和做出各种反应，但当刺激去除后又很快入睡。

2.昏睡(stupor)：是一种比嗜睡深而又较昏迷稍浅的意识障碍。昏睡时觉醒水平、意识内容及随意运动均减至最低限度。患者不能自动醒转，在持续强烈刺激下能睁眼、呻吟、躲避，可做简短而模糊的回答，但反应时间持续很短，很快又进入昏睡状态。昏睡时可见到运动性震颤、肌肉粗大抽动、不宁或刻板的动作、强握和吸吮反射。

3.昏迷(coma)：患者意识完全丧失，各种强刺激不能使其觉醒，无有目的的自主活动，不能自发睁眼。昏迷按严重程度可分为浅昏迷、中昏迷和深昏迷三级：①浅昏迷(mild coma)，即轻度昏迷。仅对剧痛刺激(如压迫眶上神经)有防御性反应和痛苦表情，不能言语，可有无意识的自发动作，各种生理反射存在(如吞咽、咳嗽、角膜和瞳孔对光反射)，呼吸、血压、脉搏一般无明显改变。②中昏迷，对外界的正常刺激均无反应，自发动作很少。对强烈刺激可有防御反射，角膜反射减弱，瞳孔对光反射迟钝，眼球无转动，大小便潴留或失禁。呼吸、血压、脉搏已有变化。③深昏迷(deep coma)，对外界的任何刺激均无反应，全身肌肉松弛，无任何自主运动。眼球固定，瞳孔散大，各种反射全部消失，大小便多失禁。生命体征已有明显改变，呼吸不规则，血压下降。

以意识内容改变为主的意识障碍常见的有以下 3 种：

1.意识模糊(confusion)：表现为注意力减退，情感反应淡漠，定向力障碍，活动减少，语言缺乏连贯性，对外界刺激可有反应，但低于正常水平。

2.精神错乱(psychoderangement)：患者对周围环境的接触障碍，认识自己的能力减退，思维、记忆、理解与判断力均减退，言语不连贯并错乱，定向力亦减退。常有胡言乱语、兴奋躁动。

3.谵妄状态(delirium)：表现为意识内容清晰度降低，伴有睡眠-觉醒周期紊乱和精神运动性行为。除了上述精神错乱以外，还有明显的幻觉、错觉和妄想。幻觉以视幻觉最为常见，其次为听幻觉。幻觉的内容极为鲜明、生动和逼真，常具有恐怖性质。因而，患者表情恐惧，发生躲避、逃跑或攻击行为，以及运动兴奋等，患者言语增多，不连贯或不易理解，有时则大喊大叫。谵妄或精神错乱状态多在晚间加重，也可具有波动性，发作时意识障碍明显，间歇期可完全清楚，但通常随病情变化而变化，持续时间可数小时、数日甚至数周不等。

二、诊断思路

引起意识障碍和昏迷的具体病因很多，通过病史和临床检查，有的病因易明确，有的则不易明确。因此，必须边询问病史，边体格检查，边观察，边治疗。并就以下问题进行分析和判断：①是不是昏迷？②昏迷的程度如何？③引起昏迷的病因是什么？是颅内疾病抑或全身性疾病？若是前者，是颅内局限性病变抑或弥漫性病变？如是局限性病变，它是位于幕上抑或幕下？具体病因是什么？若是全身性疾病，具体病因是什么？

1.病史与体检：对意识障碍和昏迷患者的诊断需要详询病史，进行仔细而全面的体检及必要的实验室或特殊辅助检查。

(1)病史采集：病史采集中应着重了解以下内容。①发生意识障碍和昏迷的时间、诱因、起病缓急、方式及其演变过程等。②意识障碍和昏迷的伴随症状及相互间的关系：如首发症状为剧烈头痛者要考虑蛛网膜下腔出血、脑出血、脑膜炎；高热、抽搐起病者结合季节考虑乙型脑炎、流行性脑脊髓膜炎；以精神症状开始者应考虑脑炎、额叶肿瘤等；老年患者以眩晕起病要考虑小脑出血或椎-基底动脉系的缺血。③意识障碍和昏迷发生前有无服用药物(如镇静安眠药、抗精神病药、降血糖药等)、毒物和外伤史，既往有无类似发作等。④既往有无癫痫、精神疾病、长期头痛、视力障碍、肢体运动受限、高血压和严重的肝、肾、肺、心脏疾病及内分泌代谢疾病等。⑤了解发病现场和环境：如有无未服完的药品、呕吐物；有无特殊气味（如 CO、硫化氢等）；季节特点（如寒冷、高温等）；附近有无高压电线。

（2）体格检查：包括体温、脉搏、呼吸、血压和皮肤、黏膜，以及神经系统以外的其他系统检查等。

（3）神经系统检查：主要包括以下内容。①瞳孔变化：观察瞳孔的大小、形状、位置、双侧对称性及对光反应，可帮助判断神经损害的部位及程度。②眼球运动：眼球运动受大脑皮质、脑桥、中脑和第 3、4、6 对脑神经控制，其运动异常有重要的定位意义。一侧大脑半球有较广泛的损害时，患者双眼常偏向瘫痪肢体的对侧；一侧脑桥受损时，则双眼偏向肢体瘫痪的同侧；丘脑底部和上位中脑损害患者，眼球可能向下和向内转，就像盯着自己鼻尖看。眼球浮动（ocular bobbing）是双眼球快速同时向下转后又缓慢地向上转恢复至原位，见于脑桥的双侧性损害。脑干广泛严重损害时，眼球运动完全丧失而固定在正中位。③眼底检查：凡是能引起颅内压增高的疾病均可引起眼底改变。④脑膜刺激征：包括颈强直、Kernig 征（凯尔尼格征）和 Brudzinski 征（布鲁津斯基征），阳性提示有脑膜炎症、蛛网膜下腔出血或脑疝的可能。深昏迷时脑膜刺激征可消失。⑤对疼痛刺激的反应：用力按压眶上缘、胸骨检查昏迷患者对疼痛的运动反应，有助于定位脑功能障碍水平或判断昏迷的程度。疼痛引起去皮质强直（decorticate rigidity），表现为上肢内收和屈曲，下肢伸直，与丘脑或大脑半球病变有关；去脑强直（decerebrate rigidity）表现为四肢伸直，肌张力增高或角弓反张，提示中脑功能受损，较去皮质强直脑功能障碍程度更为严重。脑桥和延髓病变患者通常对疼痛无反应，偶可发现膝部屈曲（脊髓反射）。⑥不随意运动：在代谢性脑病中可能出现震颤、扑翼样震颤或多灶性肌阵挛，尤以后两者更具特征性。⑦反射检查：一般认为，浅反射由减退至消失而同时深反射由亢进至消失均提示昏迷的程度加深。常用的深反射有肱二头肌反射、肱三头肌反射、桡骨膜反射、膝反射、跟腱反射等；常用的浅反射有角膜反射、咽反射、腹壁反射、跖反射等；常用的病理反射有 Babinski 征、Chaddock 征、Oppenheim 征、Gordon 征、Hoffmann 征等。⑧昏迷患者的瘫痪检查：可通过疼痛刺激观察患者面部表情与肢体活动，以及肢体坠落试验等来判定。

实验室检查与特殊检查应根据需要选择进行，但除三大常规外，对于昏迷患者，血清电解质、尿素氮（BUN）、CO、CP、血糖等应列为常规检查；对病情不允许者必须先就地抢救，视病情许可后再进行补充。脑电图、头颅 CT 和 MRI，以及脑脊液检查对昏迷的病因鉴别有重要意义。

2.判断是否为昏迷：临床上判断是否属于昏迷一般不难，但首先应排除下述两种情况。

（1）几种特殊类型的意识障碍：①去皮质综合征（decorticate syndrome），由双侧大脑皮质发生弥散性的严重损害所致。其特点是皮质与脑干的功能出现分离现象：大脑皮质功能丧失，对外界刺激无任何意识反应，不言不语；而脑干各部分的功能正常，如患者眼睑开闭自如，常睁眼凝视（即醒状昏迷），痛觉灵敏（对疼痛刺激有痛苦表情及逃避反应），角膜与瞳孔对光反射均正常。四肢肌张力增高，双上肢常屈曲，双下肢伸直（去皮质强直），大小便失禁，还可出现吸吮反射及强握反射，甚至伴有手足徐动、震颤、舞蹈样运动等不随意运动。②无动性缄默症（akinetic mutism），又称睁眼昏迷（coma vigil），由脑干上部和丘脑的 ARAS 受损引起，此时大脑半球及其传出通路无病变。患者能注视周围环境及人物，貌似清醒，但不能活动或言语，大小便失禁。肌张力减低，无锥体束征。强烈刺激不能改变其意识状态，存在睡眠-觉醒周期。本症常见于脑干梗死。③植物状态（vegetative state），指大脑半球严重受损而脑干功能相对保留的一种状态。表现为对自身和外界的认知功能完全丧失，能睁眼，有睡眠-觉醒周期，可有无意义哭笑，大小便失禁。肢体可有无意识的随意运动，脑干反射存在。持续性植物状态指颅脑外伤后植物状态持续 12 个月以上，其他原因持续 3 个月以上。

(2)神经精神疾病所致的几种貌似昏迷状态:①精神抑制状态(depression state),常见于强烈精神刺激后或癔症性昏睡发作,患者表现出僵卧不语,对外界刺激如呼唤、推摇,甚至疼痛刺激常不发生反应。双目紧闭,掰开眼睑时有明显抵抗感,并见眼球向上翻动,放开后双眼迅速紧闭。瞳孔大小正常,光反应灵敏,眼脑反射正常,无病理反射。脑电图呈觉醒反应,经适当治疗可迅速恢复正常。癔症性昏睡,多数尚有呼吸急促,也有屏气变慢,检查四肢肌张力增高,对被动活动多有抵抗,有时四肢伸直、屈曲或挣扎、乱动。常呈阵发性,多属一过性病程,在暗示治疗后可迅速恢复。②木僵(stupor),表现为不语不动,不饮不食,对外界刺激缺乏反应,甚至出现大小便潴留,多伴有蜡样屈曲和违拗症,言语刺激触及其痛处时可有流泪、心率增快等情感反应,缓解后多能清楚回忆发病过程。见于精神分裂症的紧张性木僵、严重抑郁症的抑郁性木僵、反应性精神障碍的反应性木僵等。③闭锁综合征(locked-in syndrome),又称去传出状态(deefferented state)。病变位于脑桥基底部,双侧锥体束和皮质脑干束均受累。患者意识清醒,因运动传出通路几乎完全受损而呈失运动状态,除尚有部分眼球运动外,呈现四肢瘫痪,不能说话和吞咽,表情缺乏,就像全身被闭锁,但可理解语言和动作,能以睁闭眼或眼垂直运动示意。当临床怀疑本症时,可让患者"睁开你的眼睛""向上看""向下看"和"看你的鼻尖"等,可做出鉴别。④意志缺乏症(abulia),患者处于清醒状态,运动感觉功能存在,但因缺乏始动性而不语不动,对刺激无反应,无欲望,呈严重淡漠状态,可有额叶释放反射,如掌颏反射、吸吮反射等。本症多由双侧额叶病变所致。⑤失语(aphasia),程度较重的失语患者,特别是伴有嗜睡、瘫痪时,对外界刺激失去反应能力而易被误认为昏迷。如系失语而非昏迷的患者,对声、光、疼痛刺激的反应是灵敏的;对言语以外的示意性动作、表情等仍能领会、理解,而有适当的表情反应,或喃喃发声,欲语不能。

3.昏迷程度的评定:临床上除将意识障碍分为嗜睡、昏睡、浅昏迷、中昏迷和深昏迷五级外,常用格拉斯哥昏迷计分法(GCS)进行评定。GCS是以睁眼(觉醒水平)、语言(意识内容)和运动反应(病损平面)三项指标的15项检查结果来判断患者昏迷和意识障碍的程度。以上三项检查共计15分。GCS分值愈低,脑损害的程度愈重,预后亦愈差。

4.昏迷的病因诊断:通常先确定是颅内疾病抑或全身性疾病,如确定昏迷是颅内病变引起,尚需进一步确定是颅内局限性病变抑或弥散性病变,如是前者,它是位于幕上抑或幕下,具体病因是什么。

(1)颅内疾病:位于颅内的原发性病变,在临床上通常先有大脑或脑干受损的定位症状和体征,较早出现意识障碍和精神症状,伴明显的颅内高压症和脑膜刺激征,提示颅内病变的有关辅助检查如脑脊液检查、CT扫描等常有阳性发现。临床上根据神经系统体征基本上可将表现分为两类:①主要呈现局限性神经体征,如脑神经损害、肢体瘫痪、局限性抽搐、偏侧锥体束征等,常见于脑出血、脑梗死、脑炎、外伤、占位性病变等。②主要表现为脑膜刺激征而无局限性神经体征,最多见于脑膜炎、蛛网膜下腔出血等。

(2)全身性疾病:全身性疾病可影响脑代谢而引起弥散性脑损害,又称代谢性脑病。同原发性颅内病变相比,其临床特点为:先有颅外器官原发病的症状和体征,以及相应的实验室检查阳性发现,后才出现脑部受损的征象。由于脑部损害为非特异性或仅是弥散性功能抑制,临床上一般无持久性和明显的局限性神经体征和脑膜刺激征,主要是多灶性神经功能缺乏的症状和体征,且大都较对称;通常先有精神异常,意识内容减少。一般是注意力减退,记忆和定向障碍,计算和判断力降低,且有错觉、幻觉,随病程进展,意识障碍加深。此后有的可出现不同层次结构损害的神经体征,如昏迷较深和代谢性呼吸抑制很严重，而眼球运动和瞳孔受累却相对较轻。脑脊液改变不显著，颅脑 CT 扫描等检查无特殊改变，不能发现定位病灶。其病因很多。

三、处理原则

1.昏迷的最初处理常规措施有：①保持呼吸道通畅，氧疗，必要时气管插管或切开行人工呼吸。②维持循环功能，尽早开放静脉，建立输液通路（1～3 个）。有休克应迅速扩充血容量，使用血管活性药物，尽快使收缩血压稳定在 100 mmHg 左右。有心律失常者应予以纠正；有心肌收缩力减弱者应给予强心剂；心搏骤停时应立即行心肺复苏。③纳洛酮，常用剂量每次 0.4～0.8 mg，静脉注射或肌内注射，无反应可隔 10～15 min 重复用药，直至达预期效果；亦可用 1.2～2.0 mg 加入 250～500 mL 液体中静滴。

2.病因治疗：针对病因采取及时果断措施是抢救成功的关键。若昏迷的病因已明确，则应迅速给予有效病因治疗。如由于颅内占位性病变引起者，若条件许可应尽早做开颅手术，摘除肿瘤；细菌性脑膜脑炎引起者，应迅速给予大量而有效的抗生素治疗；因脑型疟疾而引起的昏迷，则可给盐酸奎宁 0.5 g 置于 5%葡萄液 250～500 mL 中静滴；由低血糖引起者应立即给予高渗葡萄糖液；若为有机磷农药中毒所致者，应立即用胆碱酯酶复能剂和阿托品等特效解毒剂；糖尿病昏迷应予胰岛素治疗等。

3.对症支持疗法：包括控制脑水肿、降低颅内压，维持水电解质平衡，镇静止痛，防治各种并发症（如急性心力衰竭、急性呼吸衰竭、消化道出血、AKI），等等。

第三节　眩晕

眩晕（vertigo）是一种运动性或位置性错觉，造成人与周围环境空间关系在大脑皮质中反应失真，产生旋转、倾倒及起伏等感觉。眩晕与头昏不同，后者表现为头重脚轻、步态不稳等。临床上按眩晕的性质可分为真性眩晕与假性眩晕：存在自身或对外界环境空间位置的错觉为真性眩晕，而仅有一般的晕动感并无对自身或外界环境空间位置错觉称假性眩晕。按病变的解剖部位可将眩晕分为系统性眩晕（亦称真性眩晕）及非系统性眩晕，前者由前庭神经系统病变引起，后者由前庭系统以外病变引起。在临床急诊中，应首先确定就诊的眩晕患者是否由颅内病变如小脑出血、颅内肿瘤等引起，因为这些疾病若处理不及时，常危及生命。

一、诊断思路

眩晕是一主观症状，为了对眩晕病因做出正确的诊断与鉴别诊断，必须详询病史，进行细致的体格检查，必要的辅助检查，并应熟悉并了解常见引起眩晕疾病的特点。

1.病史：应详细了解眩晕的性质、程度、时间、诱发因素、伴随症状，以及可能引起眩晕的有关病史（药物中毒、外伤史）及询问包括神经科、内科、耳鼻喉科的有关疾病。

2.体格检查

(1)神经系统方面：除一般的神经系统检查外，特别应注意有无自发性眼球震颤、共济失调、听力障碍及颅内压增高症。

(2)内科方面:应检查血压、心脏,有无高血压、低血压、心律不齐、心功能不全,有无贫血、全身感染、中毒、代谢紊乱等。

(3)耳科方面:应检查外耳道、鼓膜、中耳、鼻咽部,注意有无耵聍阻塞外耳道,有无胆脂瘤性中耳炎及耳硬化症。疑有迷路瘘管时应做瘘管试验。

(4)听力学检查:应用表试验、音叉试验可以大致了解听力情况、听力障碍的性质(传导性、感音性)及程度,必要时做电测听检查,包括做短增量敏感指数(SISI)试验、复聪(recruitmen)试验。

(5)前庭功能检查:包括自发性眼震、倾倒、指物偏向、变温(caloric)试验、旋转试验、直流电试验、位置试验、视动性眼震试验,必要时还需做眼震电图(ENG)检查。

3.辅助检查:可根据病情做必要的辅助检查,例如头颅 X 线摄片、乳突摄片、EEG、TCD、头颅 CT 与 MRI,疑为颈椎病者则需做颈椎摄片或颈椎 CT 扫描。疑有颅内炎症者需作腰椎穿刺检查脑脊液。

4.系统性眩晕特点:系统性眩晕是眩晕的主要病因,按照病变部位和临床表现的不同又可分为周围性眩晕与中枢性眩晕。前者指前庭感受器及前庭神经颅外段(未出内听道)病变而引起的眩晕,眩晕感严重,持续时间短,常见于梅尼埃病、良性发作性位置性眩晕、前庭神经元炎、迷路卒中等病;后者指前庭神经颅内段、前庭神经核、核上纤维、内侧纵束、小脑和大脑皮质病变引起的眩晕,眩晕感可较轻,但持续时间长,常见于椎-基底动脉供血不足、脑干梗死、小脑梗死或出血等病。

5.非系统性眩晕特点:非系统性眩晕临床表现为头晕眼花、站立不稳,通常无外界环境或自身旋转感或摇摆感,很少伴有恶心、呕吐,为假性眩晕。常由眼部疾病(眼外肌麻痹、屈光不正、先天性视力障碍)、心血管系统疾病(高血压、低血压、心律不齐、心力衰竭)、内分泌代谢疾病(低血糖、糖尿病、尿毒症)、中毒、感染和贫血等疾病引起。

6.常见眩晕症疾病的临床特点

(1)梅尼埃病(Meniere disease):梅尼埃病系内耳病变,为中年以上阵发性眩晕的最常见的原因。临床表现为典型的三联症状:发作性眩晕,波动性、渐进性、感音性的听力减退和耳鸣。眩晕发作时常伴有恶心、呕吐、出汗、面色苍白、眼球震颤。眩晕常突然发作,发作前耳鸣增加,听力骤减,耳内有饱胀感。每次眩晕发作历时数小时至数天(多系 1～2 d)而自行缓解。眼震为急性发作期的唯一体征。发作间歇期长短不一。眩晕发作常常随耳聋的进展而减少,至完全耳聋时,迷路前庭功能消失,眩晕发作亦常终止。

(2)良性发作性位置性眩晕(BPPV):特点是患者转头至某一位置时出现眩晕,20～30 s 后消失,伴恶心、呕吐、苍白,几乎都与位置有关,不管头和身体活动的快慢,仰卧时转头或站立时头后仰均能引起发作。因而患者尽可能回避该头位。听力与前庭功能正常。作头位位置检查,常能在患者所诉说的那个头位引起眩晕,同时可见有短暂的水平兼旋转性眼球震颤。重复该头位可重复出现眩晕与眼震。但于短期内连续数次重复检查,则可逐步适应而不出现眩晕症状与眼震。病程常为自限性,数周至几个月后可自愈。

(3)非良性位置性眩晕:颅后窝的占位性病变也可引起位置性眩晕,这与上述良性位置性眩晕在临床表现上有以下区别。此种眩晕的发生往往在头位改变后立即出现,无潜伏期,诱发之眩晕持续时间较长,往往引起恶心、呕吐,眩晕可在数种头位诱发,而不像 BPPV 只在较特定的 1～2 种头位才诱发。常见的疾病是第四脑室、小脑蚓部的肿瘤或第四脑室的囊肿,亦可见于小脑半球、脑桥小脑角的肿瘤。除位置性眩晕外,有时有肢体或躯干的共济失调。

(4)前庭神经元炎(vestibular neuronitis),起病于呼吸道或胃肠道病毒感染之后,表现为突发的剧烈眩晕,伴恶心、呕吐及平衡失调,但无耳蜗症状。患者保持绝对静卧,头部活动后眩晕加重,持续数日或数周,消退很慢,急性期有眼震,慢相向病灶侧,一侧或双侧前庭功能减退。青年多见。

(5)迷路炎:迷路炎为中耳炎的并发症。单纯性中耳炎由于炎症刺激使迷路充血可引起眩晕。眩晕程度较轻,中耳炎好转后眩晕亦即解除。中耳炎并发弥漫性化脓性迷路炎时,眩晕严重,伴恶心、呕吐、眼震及病侧听力严重丧失,病侧前庭功能消失。此外还有耳痛、耳漏、头痛、发热等中耳感染症状与体征。慢性中耳炎侵蚀骨迷路有瘘管形成时,常有反复发作的眩晕。

(6)小脑后下动脉血栓形成:亦称延髓外侧综合征(Wallenberg syndrome),其典型的症状与体征包括突发眩晕,伴恶心、呕吐,眼球震颤;病侧肢体共济失调及颈交感神经麻痹综合征;吞咽困难及同侧软腭麻痹、声带麻痹;病侧面部及对侧躯体、肢体的痛温觉减退或消失。

(7)椎基底动脉供血不足(VBI):VBI 的主要临床表现是眩晕,常突然发生,颈部过度伸屈或旋转有时可诱发,眩晕发作持续时间通常短暂,常常数分钟即缓解,但可在短时期内反复发生多次,眩晕发作时可伴有恶心、呕吐、站立不稳,亦可伴有椎-基底动脉的其他供应区缺血的临床征象,例如视幻觉、偏盲、猝倒发作、复视、面部麻木、进食吞咽困难,肢体肌力减退或感觉障碍,共济失调。上述这些临床表现通常都是呈发作性、短暂性,症状持续数分钟至数小时,不超过 24 h,这一类型的 VBI 可称之为 VBTIA(椎-基底动脉短暂性缺血性发作);但临床上也有一部分患者表现为在一段时期内(数天至数周)经常性的头晕,步态不稳,在除了其他引起眩晕的疾病后亦应考虑为 VBI。对于 VBI 的诊断应根据具体情况选择下列检查:①颈椎 X 线片,包括正、侧及斜位片,可发现有无颈椎病及其严重程度,以及了解有无骨刺可能累及椎动脉。②颈椎 CT 或颈椎 MRI 或螺旋 CT,以进一步了解颈椎骨骼及脊髓和有关椎动脉受压、变窄情况。③头颅 MRA,以了解颅内血管情况,尤其是了解椎基底动脉及颅内脑底动脉环情况。椎关节骨质增生刺激或压迫椎动脉,使椎动脉痉挛、阻塞,当转颈时一侧的椎动脉更易受压。若椎动脉本身已有粥样硬化,一侧椎动脉受压后,对侧椎动脉无法代偿则出现症状。临床常见的症状为发作性眩晕,其发病与头颈转动有密切关系。此外,这些患者还可伴有枕部头痛、猝倒、视觉症状(闪光、视野缺失)及上肢麻痛。颈椎 X 线片、颈 CT 扫描可显示颈椎形态学病变改变。

(8)颅内肿瘤:肿瘤直接破坏前庭结构,或当颅内压增高时干扰前庭神经元的血液供应均可产生眩晕。①桥小脑角肿瘤,特别是听神经瘤:有轻度眩晕和耳鸣、耳聋,是听神经瘤的早期症状。病变进一步发展可出现邻近脑神经受损的体征,如病侧角膜反射减退、面部麻木及感觉减退,展神经麻痹、周围性面瘫、眼球震颤,同侧肢体共济失调。听神经瘤至病程后期还可出现颅内压增高症状,头痛、视神经盘水肿。对于听神经瘤的早期诊断,可根据单侧性听力渐进性减退、听力检查为感音性耳聋;同侧前庭功能早期即消失,邻近脑神经(三叉、外展、面神经)中有一根受累即应考虑为听神经瘤。若脑脊液中蛋白质含量增加,X 线片上示病侧内听道扩大诊断即可确定。近年来由于应用头颅 CT 及 MRA 检查,更易得到早期确诊。②脑干(脑桥、延髓)肿瘤:因病变累及前庭神经核,常有眩晕及持久的眼震,可有一侧或双侧听力减退,水平性眼震的方向通常为双向性。还可以有其他脑神经障碍(主要为第Ⅴ、Ⅵ、Ⅶ、Ⅹ、Ⅺ)及对侧肢体瘫痪。③小脑半球肿瘤:常有眩晕,早期即出现明显的振幅粗大的眼球震颤,以及病侧肢体共济失调,水平性眼震的方向通常是两侧性的,但主要是向病变一侧。前庭功能变温试验示病侧肢体偏斜反应不明。④小脑蚓部肿瘤及第四脑室肿瘤(或囊肿):眩晕为常见症状,眩晕的发生或加重常与头位位置有关。第四脑室囊肿可产生阵发性眩晕伴恶心、呕吐，称 Bruns 征(改变头位时突然出现眩晕、头痛、呕吐，甚至意识丧失，颈肌紧张收缩呈强迫头位)。

(9)外伤性眩晕：颅脑外伤时可因内耳迷路、第Ⅷ脑神经、中枢前庭核及其中枢联结受损而产生眩晕。这些结构可单独或合并受损。迷路内外伤性出血的患者有周围型的前庭紊乱症状，常有颞骨骨折及听力同时受损的征象，亦有内耳并无出血而为迷路震荡者，则眩晕症状持续时间短、恢复较快，听力障碍程度亦较轻。部分患者可由于耳石器损伤而出现短期的位置性眩晕。颞骨横行骨折，骨折线横断岩锥，可产生听神经直接受损，出现明显的眩晕、自发性眼震、听力丧失，于 4～6 周内前庭症状逐渐消失，但听力常难以恢复。

脑干损伤后产生眩晕的同时常伴有脑干损伤的其他体征，如复视、面瘫、瞳孔不等大、肢体运动或感觉障碍等。眩晕症状持续较久，可达数月以上。颈部鞭索样损伤后亦常有眩晕症状，在头部运动时，尤其是向着颈部鞭索样受损的方向运动时，眩晕症状更易出现。每次眩晕发作数秒至数分钟。

(10)精神性眩晕：在本质上是神经症的一种表现。大多感觉头昏脑胀，非真性眩晕，无运动错觉，患者诉“眩晕”“头晕”时无自发性眼震或自发性倾倒，往往有神经症其他表现如失眠、焦虑、紧张、记忆力减退、注意力难集中等。无前庭系或非前庭系器官性疾病。起病诱因多以情绪、精神因素为主。

(11)小脑出血：多由小脑上动脉分支破裂所致。起病突然，常有头痛、呕吐，眩晕和共济失调明显。出血量较少者，主要表现为小脑受损症状，如患侧共济失调、眼球震颤等，多无瘫痪；出血量较多者，病情迅速发展，发病时或病后 12～24 h 内出现昏迷及脑干受压征象，双侧瞳孔缩小至针尖样、呼吸不规则等。暴发型则常突然昏迷，在数小时内迅速死亡。

二、处理原则

1.一般处理：对于急性眩晕发作的患者，需卧床休息，饮食以流质为宜。伴有明显恶心、呕吐者，应酌情给予静脉补液，以维持营养，并需注意水、电解质的平衡。对于焦虑紧张的患者，应给予适当的病情解释与安慰，以解除顾虑。眩晕发作缓解后，应鼓励患者早日逐渐参加日常活动，适应日常生活。

2.病因治疗：因内耳炎并发症引起的急性化脓性迷路炎，应由耳科做必要的手术及抗感染治疗。由颅内占位性病变如小脑肿瘤、听神经瘤引起者，需做手术摘除肿瘤。由于梅尼埃病产生的眩晕，主张调节自主神经功能，平时以低盐饮食为宜。因颈椎骨质增生、椎间盘膨隆或突出而致的眩晕，可先做颈椎牵引或做颈托固定。必要时再考虑手术治疗。因心律失常或血压过高、偏低者，则需给予相应的内科治疗。因贫血引起的眩晕应纠正贫血。凡此种种的有关病因的处理均很重要，不可忽视。

3.对症处理：在病因治疗的同时，对于眩晕症状需给予药物治疗，以减轻眩晕症状及减少伴发的恶心、呕吐、焦虑、紧张等症状。

(1)急性发作期的药物治疗：可考虑选用的药物如下。氢溴酸东莨菪碱 0.3 mg，肌内注射；茶苯海明(晕海宁，dramamine)50 mg，肌内注射；硫酸阿托品 0.5～1 mg，肌内注射；消旋山莨菪碱(654-2)5～10 mg，肌内注射；盐酸异丙嗪(非那根)25～50 mg，肌内注射。以上药物可选择应用，并可根据病情每隔 4～6 h 重复给药 2～3 次。

(2)眩晕发作后尚有轻度症状或慢性眩晕的治疗：在急性眩晕发作后，虽已无明显的旋转幻觉，但仍有平衡失调、站立不稳的感觉，或在头部、身体转动时有这些症状，或眩晕程度虽轻但经常存在者，可选用各种镇静剂、安定剂，例如苯巴比妥 0.015～0.030 g，或地西泮(安定)2.5～5.0 mg，或氯丙嗪 25 mg 等，均为 2～3 次/d，口服。

(3)其他治疗眩晕症的常用药物：①血管舒张药物，倍他司汀(抗眩啶)4 mg，每日 3 次；甲磺酸倍他司汀(敏斯朗)6 mg，每日 3 次口服。②钙拮抗剂，尼莫地平 20 mg，3 次/d；桂利嗪(脑益嗪)25 mg，3 次/d；氟桂利嗪(西比灵)5 mg，1～2 次/d，均为口服。③阿米三嗪萝巴新片(都可喜)，本药可增加迷路和脑组织的血氧供应，对于因缺血、缺氧而产生的眩晕疾病有较好的疗效，常用量为 30 mg，每日 2 次口服。

第四节　晕厥

晕厥(syncope)是由于大脑半球或脑干血液供应减少，导致的伴有姿势张力丧失的发作性短暂意识丧失。其特征是：发作突然，意识丧失时间短，不能维持正常姿势或倒地，在短时间内迅速恢复，罕有后遗症。典型临床表现可分为三期：①晕厥前期，晕厥发生前部分患者可出现头晕及全身不适、视力模糊、耳鸣、面色苍白、恶心、出汗、心动过速等先兆症状；此时患者如取头低位躺卧姿势常可防止发作。②晕厥期，轻者眩晕、恶心、躯体发软，眼前发黑，重者常突然意识丧失，全身肌紧张度消失，跌倒地上。意识丧失超过 15～20 s 可发生阵挛动作，有时有呼吸暂停，心率减慢，甚至心脏暂停搏动，瞳孔散大，流涎，尿失禁等；大多数意识丧失时间不超过 30 s，少数可持续 2～3 min。③恢复期，患者平卧后意识迅速恢复(数秒至数分钟)，可留有紧张、头晕、头痛、恶心、苍白、出汗、无力和便意感等，甚至呕吐及括约肌失禁。休息数分钟或数十分钟缓解，不留后遗症，偶有极短暂的(＜30 s)发作后模糊状态伴定向力障碍和易激惹。

一、诊断思路

1.病史与检查：以晕厥为主诉的急症患者，就诊时常是晕厥发作过后。除非反复发作频繁，医生很难目睹患者晕厥发作的全过程。应仔细询问病史，尤应注意了解发作的诱因、场所、体位、前驱症状和后期症状；尽可能了解发作时伴随的症状和体征，有无抽搐或神经系统局灶体征。神经系统和心血管系统检查对晕厥的病因诊断十分重要。

2.晕厥与其他类似症状的鉴别

(1)晕厥不同于：①眩晕，主观感觉自身或周围景物运动，而无意识障碍，且眩晕感可为头部或眼球的运动所加剧。②椎动脉缺血的跌倒发作(drop attack)。③发作性睡病的猝倒症(cataplexy)。以上三者均无意识丧失。

(2)癫痫：晕厥与癫痫发作的鉴别点如下。①发作前驱症状或初始症状：突然发生意识丧失不伴前驱症状高度提示癫痫发作，局部感觉或运动症状(如一只手不自主抽动，偏侧面部感觉异常和强迫转头等)提示源于对侧额顶叶皮质的癫痫发作；恐惧感、嗅幻觉或味幻觉及内脏感觉有似曾相识感提示颞叶癫痫发作。头重脚轻、视力模糊和虚弱提示弥漫性中枢神经系统功能障碍，常与血管迷走性晕厥、心律失常和直立性低血压等引起脑血流量减少有关。②发作时跌倒:晕厥多发生在站立时,伴姿势性张力丧失而跌倒。癫痫发作除全面性强直-阵挛发作或失张力发作,其他发作可不跌倒,复杂部分性发作可伴自动症。③晕厥发作时少见咬舌头或尿失禁,而癫痫大发作时较多见。④晕厥恢复较快,无明显后遗症;而癫痫大发作后恢复较慢,常遗有嗜睡、头痛及精神错乱等。

(3)昏迷:意识丧失持续时间较长,不易迅速恢复。根据病史与检查不难与晕厥鉴别。

(4)休克:早期意识清楚或仅表现为精神迟钝,有周围循环衰竭,且明显而持久。

(5)癔症发作:癔症发作所表现的意识障碍并非真正的意识丧失,而是意识范围缩窄。癔症性"晕厥"常发生于有明显精神刺激的青年妇女,几乎均在人群面前发作。一般昏倒缓慢进行,不会造成自伤。发作时神志清楚,表现为屏气或过度换气,四肢挣扎,双目紧闭,面色潮红等。脉搏、血压、肤色均无明显变化,亦无病理性神经系统体征。发作历时数十分钟至数小时不等,发作后情绪仍不稳。

二、常见晕厥的临床特征与急诊处理

1.反射性晕厥:常见的有下列几种。

(1)血管迷走性晕厥:又称血管减压性晕厥、血管迷走神经性晕厥、良性晕厥、普通晕厥、单纯性晕厥、血管运动失调性晕厥和情绪性晕厥等,是最常见的晕厥类型(占50%左右)。发病机制是由于各种刺激引起迷走神经兴奋,反射性引起周围血管(尤其是肢体肌肉中的血管)广泛扩张,外围血管阻力降低,血压下降,回心血量减少,心排血量亦减少,结果致脑血流量减少而发生晕厥。

本型晕厥的特点有:①多见于年轻而体质较弱的女性,有明显的诱因,常见的精神因素有情绪紧张(如见血、针刺)、悲痛、恐惧、惊骇等,躯体因素有急性感染、创伤、剧痛、饥饿、妊娠、疲劳及各种慢性消耗性疾病(如长期发热、慢性感染、消化系统疾病吸收障碍致营养不良、慢性失血、贫血)等,环境因素有高温、闷热、拥挤、空气污浊、持久站立等。②晕厥很少发生于卧位,常常是在站立或坐位时发生。③意识丧失之前常伴有短时间的前驱症状或先兆征象,表现为全身无力,过度疲乏,全身麻木、肢体发软并有四肢异常感觉,并有头晕、眼花、头痛、视物模糊或耳鸣,上腹部不适、恶心、呕吐、出汗、面色苍白、心慌等,此时若能去除刺激,或立即取平卧位,症状即可缓解或消失。否则会因突然意识丧失而跌倒,此时全身肌肉张力降低,自主运动及感觉均丧失,腱反射减弱或消失,血压下降,收缩压较舒张压下降更明显,有时可达60~70 mmHg或更低,脉搏明显减慢,可达40~50次/min,脉弱但仍有规律,皮肤及面色苍白;出冷汗,瞳孔虽扩大但光反应存在,呼吸浅表、深大或呈叹息状,偶有尿失禁。约经数秒至数分钟,意识恢复。④清醒后一般无后遗症,少数自觉疲乏、力弱、头晕、恶心、心悸、头痛及不适等;如脑组织供血不足较重,则醒后可有遗忘、精神恍惚,持续数小时或1~2 d恢复。⑤实验室检查可见血糖增高,少数病例心电图见有ST段偏移,发作时EEG检查可出现弥漫性慢波。

急诊处理:晕厥发作时,患者应取仰卧位或头低足高位,松解衣领,一般可很快苏醒。若恢复慢时,可皮下注射肾上腺素0.25~0.5 mg或麻黄碱15~30 mg,亦可静脉注射50%葡萄糖液40~60 mL。若心率缓慢持续时间较长,可肌注硫酸阿托品0.5 mg。卧位最好达30 min左右,因过早起立常易导致复发。出现晕厥发作先兆时,应尽可能立即取卧位,则有可能防止晕倒、跌伤,甚至可终止发作。对于平时发作频繁者,应避免各种发作诱因,加强体力锻炼,增强体质,避免过劳、紧张和体位的急剧变化。

(2)直立性低血压性晕厥:直立性低血压(体位性低血压)所致的晕厥常发生于患者由卧位或蹲位突然起立或持久站立时。其特点是血压急剧下降,于1 min内收缩压可低于60 mmHg以下,舒张压亦相应下降,随即意识丧失。而且除体位改变外,找不出任何可以说明血压下降的原因。心率变化不明显;晕厥持续时间较短,前驱症状一般不明显。患者常患有其他疾病,或有体质异常,或有晕厥的倾向。发作间期卧位起立试验阳性。预防措施为平卧或久蹲后避免突然起立,或双手扶支撑物以防摔倒。晕厥发作时应立即将患者放置平卧位,症状可迅速缓解。

(3)颈动脉窦性晕厥:又称颈动脉窦综合征,其发生是由于某些原因使颈动脉窦反射亢进所致。是老年人晕厥或不明原因跌倒发作的常见原因。颈动脉窦过敏者,突然转动头位或衣领过紧使颈动脉窦受刺激后可引起血压下降,脉率减慢而导致晕厥,发作时多无先兆。颈动脉窦压迫试验阳性(应在心电监护下进行)有助于诊断。根据晕厥发作时循环系统变化的特点可分三型:①心脏抑制型(迷走型),占70%,系由心脏受到迷走神经的反射抑制所致,表现为心率显著减慢(窦性心动过缓、窦性停搏或房室传导阻滞),心脏收缩功能不全及血压下降,可用阿托品类药物治疗。②血管舒张型(减压型),由于反射性血管扩张,可造成血压下降,但心率无明显变化。此型少见,可用升压药间羟胺、麻黄碱或肾上腺素治疗。③脑型(中枢型),发作时心率和血压均无明显改变,是由于一时性脑血管痉挛所致,可用镇静剂治疗。

(4)咳嗽性晕厥:指在咳嗽后发生的短暂意识丧失,能迅速自行恢复,不留任何后遗症,但有头晕、眼花、出汗等前驱症状。本病多见于患有慢性呼吸道疾病的患者,如慢性支气管炎、肺气肿、慢性喉炎等,儿童则多见于支气管哮喘和重症百日咳等;少数可发生于心脏传导阻滞、心肌病、颈动脉窦过敏、颈动脉狭窄、动脉粥样硬化等。本症治疗的首要环节在于及时消除咳嗽,故应积极治疗引起咳嗽的原发病。

(5)排尿性晕厥:指在排尿开始时、过程中、排尿末尾或排尿结束后立即发生的短暂意识丧失,一般可以自行恢复。多见于20～30岁的男性患者,通常发生在体位改变时,如夜间起床改为直立位时,或由坐位改为直立位时。发作前无前驱症状,或仅有短暂的头晕、心慌、眼花、面色苍白、双下肢发软等感觉,发作时患者突然意识丧失,晕倒,持续1～2 min,自行苏醒发作后检查可有心动过缓或心律不齐,脉搏变慢,血压无明显改变。有的患者晕厥发作跌倒可造成头面部严重外伤。为避免排尿性晕厥的发生,应缓慢起床,采取坐位或蹲位解小便,排尿不要太快太用力,同时避免膀胱过度膨胀。发作时宜平卧位。可用抗胆碱药物或拟肾上腺素类制剂以对抗心动过缓,解除迷走神经对心脏的抑制。如发作频繁可较长期服用阿托品以预防发作。

(6)舌咽神经痛性及吞咽性晕厥:少数舌咽神经痛患者在疼痛发作时或发作后短时间内出现心动过缓、血压下降而致晕厥,甚至发生抽搐,一般持续10～15 s。某些患食管、咽喉或纵隔疾病等的患者,偶可因吞咽而发生晕厥。发作与体位无关,发作前后期多无不适。两者的发生机制,均是由于迷走神经反射性心脏抑制,引起严重窦性心动过缓或房室传导阻滞,心排血量显著降低。类似发作还见于胆绞痛、胸膜或肺受到刺激,以及支气管镜检查时。治疗主要是对症处理。阿托品可终止其发作,心脏起搏器可防止其发作,苯妥英钠则可使舌咽神经痛的症状缓解。反复发作者,可手术切除第Ⅺ、Ⅹ对脑神经的相应分支。

2.心源性晕厥:任何心脏疾病引起心排血量突然减少或暂停导致脑缺血而引起的短暂意识丧失称为心源性晕厥,也称为急性心源性脑缺血综合征或阿-斯综合征。其病因有心律失常、心瓣膜病、冠心病及心肌梗死、先天性心脏病、原发性心肌病、左房黏液瘤及巨大血栓形成、心脏压塞、肺动脉高压等。心源性晕厥的基本特点是：①晕厥可在任何体位时发作，但平卧位发作常提示为心源性。②用力常为发作诱因，故亦称“用力性晕厥”。③前驱症状多不明显或可有很短暂的心悸。④主要伴随症状是面色苍白，发绀，呼吸困难，以及有心率、心律、心音与脉搏等改变。⑤及时做心电图多能发现相应的异常变化。⑥常有心脏病史和(或)心脏病体征。⑦X线心脏检查及超声心动图等多有异常发现。应针对引起心源性晕厥的具体病因进行相应的治疗。

3.脑源性晕厥

(1)脑血管病性晕厥：多见于老年患者。临床表现为晕厥同时伴发偏瘫、偏身感觉障碍等局灶性神经症状。本症由脑动脉或主要供应脑血液循环的动脉发生病变、功能紊乱或受压，导致一时性广泛的或局限的脑供血不足所引起。动脉压迫或发生扭曲可见于肿瘤、颈椎病、颈椎畸形或颅内外病变。

(2)高血压脑病。

(3)延髓性晕厥：延髓内调节心律与血管运动的中枢病变或功能障碍引起的晕厥称为延髓性晕厥。如发生于脑干的血管病变，肿瘤，或由于血管运动中枢附近肿胀、受压(第四脑室肿瘤、先天性小脑扁桃体向下移位压迫延髓)，中枢神经系统脱髓鞘或变性疾病(如延髓空洞症等)，高位脊髓炎，以及狂犬病、卟啉病、Guillain-Barre综合征或任何原因引起的上行性麻痹等。病变常累及延髓心血管中枢。此类由神经组织本身病变引起的晕厥预后很差，发作延长时常可引起死亡。镇静安眠药、抗抑郁药及麻醉药等对心血管运动中枢有直接抑制作用。

4.血液成分异常性晕厥

(1)过度换气综合征：情绪紧张或癔症发作时，由于呼吸急促、换气过度，体内排出过多而形成呼吸性碱中毒，此时脑毛细血管收缩，脑细胞缺血缺氧，出现头昏、恍惚，甚至意识丧失。同时由于碱中毒，血浆游离钙浓度下降，神经肌肉兴奋性增高，所以常有面部及手足麻木、刺痛，以致手足抽搐。还可有心率增快，血压稍降，但无面色苍白和呕吐。此种晕厥发作时前驱期较长，发作与体位无关，发作不因躺下而缓解，情绪安静后发作即可终止。本病多见于有神经质或性格急躁的女性，起病多有精神因素。解除精神因素、稳定患者情绪是治疗本症的关键。

(2)哭泣性晕厥：主要见于幼童，常在一阵剧烈哭闹后屏住呼吸，由于突然缺氧而意识丧失，伴有面部及口唇发绀。右至左分流的先天性心脏病中以法洛四联症最常引起晕厥，常在患儿哭闹或用力活动时出现。

(3)重症贫血性晕厥：患者由于血液红细胞减少，血氧浓度低，可在用力或突然起立时出现晕厥。

(4)低血糖性晕厥。

第二章　全身炎症反应综合征和多器官功能障碍综合征

第一节　全身炎症反应综合征

全身炎症反应综合征(SIRS)是机体对致病因子防御性应激反应过度,最终转变为全身炎症损伤病理过程的临床综合征。各种感染或非感染损伤因素导致的炎性细胞激活和炎症介质释放失控是 SIRS 的病理生理机制。其临床表现为体温、白细胞及呼吸、心率的异常变化。其病因有感染因素(细菌、病毒、真菌、寄生虫等)和非感染因素(创伤、烧伤、休克、DIC、胰腺炎、缺血再灌注损伤、免疫介导的器官损伤和外源性炎症介质等)等,其中常见的是感染性因素。

一、诊断要点

SIRS 不是一个单独的疾病,只是一种在原发病基础上全身应激反应过度的临床状态。原发感染或非感染性疾病有其各自的临床特征,引起 SIRS 者会出现体温增高或降低,呼吸、心率增快,白细胞增高或减低的临床表现。

在原发病的基础上引发全身炎症反应,符合以下两项或两项以上可诊断 SIRS:①体温>38 ℃或<36 ℃。②心率>90 次/min。③呼吸>20 次/min,或 $PaCO_2$<32 mmHg。④白细胞计数>12×10^9/L 或<4×10^9/L,或未成熟粒细胞>0.10。

二、治疗要点

治疗原则是去除诱因,治疗原发病,拮抗炎症介质及对症支持治疗。

1.去除诱因:彻底清创、清除感染灶和坏死组织;有胃肠道胀气的患者,应及时胃肠减压;休克早期充分液体复苏;改善组织缺氧。

2.病因治疗对感染合理应用抗生素。针对非感染因素所致原发病进行积极治疗。

3.拮抗炎症介质和免疫调理可选用乌司他丁、血必净注射液。

4.对症支持治疗控制体温;合理使用血管活性药物;加强营养支持;维持水、电解质、酸碱平衡和内环境稳定等。

第二节　多器官功能障碍综合征

多器官功能障碍综合征(MODS)是在严重感染、创伤、烧伤、休克及重症胰腺炎等疾病过程中,发病 24 h 以上,同时或序贯发生两个或两个以上脏器功能障碍以致衰竭的临床综合征。若在发病 24 h 内死亡者,则属于复苏失败,需排除。MODS 不包含慢性疾病终末期发生的多个器官功能障碍或衰竭。

一、诊断要点

1.临床表现特点：一般情况下，MODS病程为14～21 d，并经历4个阶段，包括休克、复苏、高分解代谢状态和器官衰竭阶段。每个阶段都有其典型的临床特征，且发展速度极快，患者可能死于MODS的任一阶段。尽管MODS涉及面广，临床表现复杂，但MODS具有以下显著特征：①发生功能障碍的器官往往是直接损伤器官的远隔器官。②从原发损伤到发生器官功能障碍在时间上有一定的间隔。③循环系统处于高排低阻的高动力状态。④氧利用障碍，使内脏器官缺血、缺氧，氧供需矛盾突出。⑤持续高代谢状态和能源利用障碍。

2.MODS的分类：根据MODS器官功能障碍发生的主要原因，以及SIRS在器官功能损伤中的地位，可将MODS分为原发性MODS和继发性MODS。

(1)原发性MODS：指某种明确的损伤直接引起器官功能障碍，即器官功能障碍由损伤本身引起，在损伤早期出现。如严重创伤后，直接肺挫伤导致急性呼吸衰竭，横纹肌溶解导致肾脏功能衰竭，大量出血补液导致凝血功能异常。在原发性MODS的发病过程中，SIRS未起主导作用。

(2)继发性MODS：并非损伤的直接后果，而与SIRS引起的自身性破坏关系密切。损伤引起SIRS，而异常的炎症反应继发性造成远距离器官发生功能障碍。所以，继发性MODS与原发损伤之间存在一定的间歇期，易合并感染。在继发性MODS中，SIRS是器官功能损害的基础，全身性感染和器官功能损害是SIRS的后继过程。

原发性MODS如能存活，则原发损伤和器官功能损害激发会导致SIRS，加重原有受损器官或引起新的远隔器官功能障碍，使原发性MODS转变为继发性MODS。

3.MODS的分型：根据临床特征可把MODS分为单相速发、双相迟发和反复型三型。①单相速发型是在感染或心、脑、肾等器官慢性疾病急性发作诱因下，先发生单一器官功能障碍，继之在短时间内序贯发生多个器官功能障碍。②双相迟发型是在单相速发型的基础上，经过一个短暂的病情恢复和相对稳定期，在短时间内再次序贯发生多个器官功能障碍。③反复型是在双相迟发型的基础上，反复多次发生MODS。

4.MODS的诊断：一般具有严重创伤、感染、休克等诱因；存在SIRS或脓毒症临床表现；发生两个或两个以上器官序贯功能障碍应考虑MODS的诊断。

器官功能障碍是一个先从代偿性功能异常发展为失代偿，最终恶化为功能衰竭的不可逆阶段的过程。要重视器官功能障碍在临床过程中的动态变化，树立早期诊断和早期干预的理念。1995年Marshall和Sibbald提出的计分法MODS诊断评估系统值得推广。通过每日做MODS评分，可对MODS的严重程度及动态变化进行客观评估。按照这个系统计分，MODS分数与病死率呈显著正相关，对临床MODS的预后判断具有指导作用。

二、治疗要点

1.控制原发病、去除诱因：控制原发疾病是MODS治疗的关键，应重视原发疾病的处理。对于存在严重感染的患者，必须积极引流感染灶，并应用有效抗生素。对于创伤患者，应积极清创，并预防感染的发生。当出现腹胀、不能进食或无结石胆囊炎时，应采用积极的措施，如胃肠减压、导泻、灌肠等，以保持肠道通畅，恢复肠道屏障功能，避免肠源性感染。对于休克患者，则应争分夺秒地进行休克复苏，尽可能缩短休克时间，避免引起进一步器官功能损害。

2.循环和呼吸功能的支持：氧代谢障碍是MODS的重要特征之一，要注意维持循环和呼吸系统功能的稳定，改善组织缺氧状态。治疗重点在增强氧供和降低氧耗。氧供(DO_2)反应循环、呼吸支持的总效果，主要与血红蛋白(Hb)、氧饱和度(SaO_2)和心排血量(CO)相关，$DO_2=1.38\times Hb\times SaO_2\times CO$，MODS时最好维持$DO_2>550$ mL/(min·m^2)。

提高氧供的方法有：①通过氧疗或机械通气(小潮气量通气，必要时采用PEEP)以维持$SaO_2>90\%$，增加动脉血氧合。②维持有效的CO>2.5 L/(min·m^2)；适当补充循环血容量，必要时应用正性肌力药物。③增加血红蛋白浓度和血细胞比容，以Hb>100 g/L、血细胞比容>30%为目标。

降低氧耗的措施有：①对于发热患者，及时使用物理和解热镇痛药等方法降温。②给予合并疼痛和烦躁不安的患者有效的镇静和镇痛。③对于惊厥患者，需及时控制惊厥。④呼吸困难患者，采用机械通气呼吸支持的方法，降低呼吸做功。

3.易受损器官的保护：MODS和休克导致全身血液分布异常，胃肠道和肾脏等内脏器官处于缺血状态，持续的缺血、缺氧，将导致急性肾损伤和肠道功能衰竭，加重MODS。及时充分纠正低血容量和应用血管活性药物是防治内脏功能缺血的有效方法。休克患者可选择去甲肾上腺素加多巴酚丁胺联合应用，具有改善肾脏和肠道等内脏器官灌注的作用。在补足血容量之后可应用袢利尿剂如呋塞米40～200 mg静脉注射，若6 h后无尿状态仍得不到逆转，应停用利尿剂，可能的情况下尽量停用血管收缩药物，可试用莨菪类药物，或立即血液净化治疗。

预防应激性溃疡：①应早期给予胃黏膜保护剂、胃酸抑制药物(H_2受体阻断剂或质子泵抑制剂)。②尽可能早期恢复胃肠内营养，以促进胃肠功能恢复。③应用氧自由基清除剂减轻胃肠道缺血-再灌注损伤。④给予微生态制剂恢复肠道微生态平衡。⑤中药大黄对MODS时胃肠功能衰竭治疗有明显的疗效，可使中毒性肠麻痹得以改善。

4.代谢支持与调理代谢支持：指为机体提供适当的营养底物，以维持细胞代谢的需要，而不是供给较多的营养底物以满足机体营养的需要。其具体实施方法：①非蛋白热卡<35 kcal/(kg·d)[146 kJ/(kg·d)]，一般为25～30 kcal/(kg·d)，其中40%～50%的热卡由脂肪提供，以防止糖代谢紊乱，减少二氧化碳生成，减轻呼吸负荷。②提高氮的供应量[0.25～0.35 g/(kg·d)]，以减少体内蛋白质的分解和供给急性反应蛋白合成的需要。③非蛋白热卡与氮的比例降低到100 kcal∶1 g。

代谢调理(metabolic intervention)是代谢支持的必要补充。从降低代谢率或促进蛋白质合成的角度着手，应用药物和生物制剂，以调理机体的代谢，称为代谢调理。主要方法包括：①应用布洛芬、吲哚美辛等环氧化酶抑制剂，抑制前列腺素合成，降低分解代谢率，减少蛋白质分解。②应用重组的人类生长激素和生长因子，促进蛋白质合成，改善负氮平衡。

5.免疫调节治疗：基于炎症介质的失控性释放是MODS本质的认识，拮抗炎症介质和免疫调节是MODS治疗的重要策略。可选用乌司他丁、中成药血必净注射液、免疫球蛋白和自由基清除剂依达拉奉等治疗。

6.连续性肾脏替代治疗(CRRT)：机体炎症反应失控是严重感染导致MODS的根本性机制，清除血液中的炎症介质和毒素有助于控制炎症反应。CRRT推荐用于血流动力学不稳定的严重感染患者。

7.合理使用抗生素：这是MODS治疗的重要内容之一。危重患者一般需要联合用药，在经验性初始治疗时尽快明确病原菌转为目标治疗，采用降阶梯治疗的策略，并注意防治菌群失调和真菌感染。

8.防治脏器功能衰竭：包括ARDS、急性心力衰竭、肝功能衰竭、急性肾损伤、消化道出血、DIC等。

第三章　呼吸系统急危重症

第一节　重症哮喘

哮喘患者的肺功能均有不同程度的损害，哮喘病情的严重程度因人而异，有的患者发作程度轻，常规治疗即可控制症状，而有的患者表现非常严重，虽积极治疗，但病情仍然进展，甚至在短时间即发展为呼吸衰竭。如果哮喘发作时，虽经数小时的积极治疗，但病情仍不能得到有效控制，而且急剧进展，则可称为重症哮喘或哮喘持续状态。重症哮喘或哮喘持续状态常因病情重且不稳定，并有可能危及生命，需要加强监护治疗。所有哮喘持续状态患者均需要住院并加强监护治疗。

一、定义

重症哮喘是指哮喘患者虽经吸入糖皮质激素（≤1000 μg/d）和应用长效β受体激动剂或茶碱类药物治疗后，哮喘症状仍持续存在或继续恶化；或哮喘呈暴发性发作，哮喘发作后短时间内即进入危重状态，临床上常难以处理，又称难治性急性重症哮喘。这类哮喘患者可能迅速发展至呼吸衰竭并出现一系列的并发症，既往也称为“哮喘持续状态”。因此，哮喘持续状态是支气管哮喘临床上的危重症，可严重影响气体交换，如病情不能得到有效的控制，可危及患者的生命。

二、病因

目前已基本明确的发病原因主要有以下数种。

哮喘触发因素持续存在；细菌、病毒、肺炎支原体和衣原体等引起的呼吸道感染；糖皮质激素使用不当；水、电解质紊乱和酸中毒；精神因素；阿司匹林或其他非甾体消炎药（NSAIDs）的使用；出现严重的并发症，哮喘患者如合并气胸、纵隔气肿或肺不张等，以及伴发其他脏器的功能衰竭时均可导致哮喘症状加剧。

三、临床表现

重症哮喘患者多有喘息、咳嗽、呼吸困难，呼吸频率增加（＞30 次/min）。部分重症哮喘患者常表现为极度严重的呼气性呼吸困难，吸气浅而呼气延长且费力。患者有强迫端坐呼吸，不能平卧、不能讲话，大汗淋漓、焦虑、表情痛苦而恐惧。病情严重的患者可出现意识障碍，甚至昏迷。

重症哮喘典型发作时，患者面色苍白、口唇发绀，可有明显的三凹征。常有辅助呼吸肌参与呼吸运动，胸锁乳突肌痉挛性收缩，胸廓饱满。有时呼吸运动可呈现矛盾运动，即吸气时下胸部向前而上腹部向内侧运动。呼气时间明显延长，呼气期双肺满布哮鸣音，有时不用听诊器也可闻及。但是，危重哮喘患者呼吸音或哮鸣音可明显降低甚至消失，表现为“静息胸”。可有血压下降，心率＞120 次/min，有时可发现“肺性奇脉”。如果患者出现意识模糊、嗜睡、精神淡漠等，则为病情危重的征象。

四、辅助检查

(一)气道阻塞程度的检查

哮喘的诊断一旦成立，则需要动态观察呼出气峰流速(PEF)，无须监测 FEV_1。多次重复测定最大呼气流速的目的是评估患者的治疗反应及肺功能受损的情况。如果在急诊室，哮喘患者就诊时 PEF<30%预计值，并且在治疗 1 h 后 PEF<40%预计值，则需要在急诊室继续治疗或入院治疗。

(二)动脉血气分析

哮喘持续状态患者均存在中等程度的低氧血症，甚至是重度低氧血症。应指出的是，即使重症哮喘患者，氧疗仍可改善低氧血症，如果低氧血症仍难以纠正，这一点足以提醒临床医师应考虑哮喘诊断的正确性，或应进一步观察患者是否出现了哮喘的并发症，如气胸或肺不张。由于脉搏氧饱和仪的使用，有的临床医师忽视了血气分析的测定，这样易掩盖 $PaCO_2$ 的水平及酸碱平衡的情况。对于 PEF<30%预计值和呼吸窘迫的患者，测定动脉血气非常重要。PaO_2 的假正常化或水平升高很可能是哮喘患者呼吸衰竭的早期征象，而在呼吸衰竭出现之前，动脉血氧可以在一个比较稳定的水平。

(三)实验室检查

重症哮喘患者可出现电解质紊乱，但无特异性。呼吸性酸中毒代偿后也可有低磷血症。重症哮喘合并呼吸衰竭患者若血清肌酐水平升高，则需要监护治疗。肌酸磷酸激酶的升高提示呼吸肌肉的高分解，若该酶在哮喘急性发作后 2～5 h 升高，则提示了呼吸肌肉代偿肥大。

重症哮喘时中性粒细胞和嗜酸性粒细胞增多也常见，中性粒细胞增多提示可能存在阻塞性感染，也可能与受体激动剂及糖皮质激素关系更为密切。

(四)胸部 X 线检查

哮喘急性发作时常见的 X 线表现为肺过度充气，也可见到气胸、纵隔气肿、肺不张或肺炎等表现。急诊患者一旦怀疑有并发症应立即摄 X 线片，胸部 X 线检查对于哮喘持续状态患者来说十分重要。

(五)心电图检查

急性重症哮喘患者的心电图表现常见为窦性心动过速、电轴右偏，偶见肺型 P 波。重症哮喘患者在使用大量糖皮质激素(甲泼尼龙)和 β 受体激动剂后，可有房性或室性期前收缩、室上性心动过速，但可随着哮喘病情的控制而缓解，无须特殊治疗。

五、诊断与鉴别诊断

(一)诊断

我国于 2003 年提出了支气管哮喘的定义、诊断、严重程度分级及疗效判断标准，并将哮喘急性发作的严重程度分为轻、中、重和危重四度。

(二)鉴别诊断

如果严重喘息、气短的患者，既往无哮喘病史，且对支气管扩张剂和糖皮质激素治疗效果差，临床医师应慎重做出“哮喘”的诊断，并应考虑其他疾病的可能性。哮喘的鉴别诊断包括充血性心力衰竭、上气道梗阻肺栓塞等。

六、治疗

（一）标准化的治疗方法

1.氧疗

急性重症哮喘常伴有低氧血症的发生，一般低流量吸氧即可纠正。

2.支气管扩张剂

β受体激动剂可以迅速缓解支气管痉挛，而且起效快、不良反应小、易于被患者接受。急性哮喘不推荐使用长效β受体激动剂（如沙美特罗、福莫特罗），因为长效β受体激动剂不适合在短时间内重复使用。

急性重症哮喘患者气道阻塞程度重，吸入剂进入气道的量及在肺内分布明显减少，为了更好地改善症状，可以使用较大剂量的受体激动剂（针对常规剂量而言），并且必要时可重复使用。急性重症患者吸入沙丁胺醇的起始剂量为2.5 mg，每隔20 min可重复1次，共3次（0.5%液体0.5 mL加入生理盐水2.5 mL中配制），以后再根据患者的病情决定给药的时间间隔（一般以1小时为间隔时间）。如果气道阻塞严重并且持续不缓解，吸入沙丁胺醇的起始剂量可增加至5 mg，给药间隔时间也可缩短甚至可连续使用。但给药过程中一定要注意诸如窦性心动过速及手震颤等不良反应，一旦出现则需要严密观察，甚至停药。若患者不能接受雾化吸入治疗（如在谵妄、昏迷、心搏呼吸骤停等情况下）或雾化吸入治疗效果不好，应皮下注射肾上腺素或特布他林。特布他林较肾上腺素更易引起心动过速，在老年人中更为常见。肾上腺素容易引起胎儿的先天畸形和子宫血流减少，故妊娠哮喘患者不宜使用肾上腺素。拟交感神经类药除引起胃肠道不良反应外，还可能引起乳酸性酸中毒、低钾血症、心律失常和心肌缺血。哮喘持续状态的治疗应首选β受体激动剂，该药心血管不良反应小。

3.糖皮质激素

因为糖皮质激素的效果在几小时内很难显现，故哮喘持续状态患者宜及早使用糖皮质激素，目前口服糖皮质激素的合适剂量尚不肯定。因为目前尚无被广泛接受的检查气道炎症的方法，故激素使用的时限或何时停用（渐停还是骤停）需要临床医师的个人经验。若患者的病情需要并且患者又能接受，口服和吸入糖皮质激素可同时使用。

大剂量糖皮质激素的不良反应包括高血糖、低钾血症、性情改变、高血压、代谢性碱中毒、周围水肿。

（二）纠正水、电解质紊乱和酸碱失衡

重症哮喘，尤其是哮喘持续状态的患者，由于摄入水量不足、呼吸道水分丢失，以及多汗、感染、发热、茶碱的应用等，常伴有不同程度的脱水，从而造成气道分泌物黏稠难以排出，使气道进一步阻塞和影响通气。此时如适当补充液体，有助于纠正脱水、稀释痰液和防止痰栓形成。重症哮喘患者由于缺氧、呼吸困难、呼吸功的增加等因素使能量消耗明显增加，往往合并代谢性酸中毒。由于严重的气道阻塞造成二氧化碳潴留，又可伴发呼吸性酸中毒。所以，临床上以呼吸性酸中毒为主的酸血症，应以改善通气为主。

（三）二线治疗药物的应用

二线药物主要包括黄嘌呤类药物和抗胆碱能药，对于这类药物的风险与效益问题还存在争论，

并且二线药物还有成瘾的可能。

1.茶碱(黄嘌呤)类药物

茶碱类药物具有抗感染作用,可提高哮喘患者的耐力、消除呼吸肌的疲劳。现在尚不能肯定茶碱类药物对哮喘急性发作的治疗作用。

临床应用方法如下。

(1)24 h内未使用过茶碱类药物的患者:氨茶碱的负荷剂量为5～6 mg/kg,静脉注射20～30 min,继以0.6 mg/(kg·h),静脉滴注维持。成人每日氨茶碱总量一般不超过1.5 g。

(2)若患者正在使用茶碱类药物,不必急于静脉注射,首先查氨茶碱的血药浓度,氨茶碱适宜的血药浓度为8～12 μg/mL,此浓度为治疗浓度且不良反应小。

2.抗胆碱能药

如异丙托溴铵,该类药物起效慢、扩张支气管的效应不明显。成人哮喘急性发作时,联合吸入异丙托溴铵和沙丁胺醇的效果优于单用沙丁胺醇。若治疗效果不明显,则需立即停用异丙托溴铵。

3.其他药物

(1)硫酸盐:有些小规模临床研究表明,静脉注射硫酸盐有助于扩张支气管,作用机制尚不清楚。如果患者的肾功能正常,静脉注射硫酸镁2 g以下,注射时间20 min以上是安全剂量。但此种方法不宜应用于哮喘持续状态的患者。但如果患者同时合并低镁血症,可使用硫酸镁。

(2)抗生素:病毒感染是诱发哮喘的一个重要原因。急性哮喘患者咳出大量脓性痰,表明气道有大量嗜酸性粒细胞浸润,而非中性粒细胞浸润。此时的治疗不应像COPD那样常规使用抗生素。

(3)IgE抗体:抗IgE单克隆抗体奥马珠单抗可阻断肥大细胞、嗜酸性粒细胞脱颗粒,降低血IgE水平,抑制IgE介导的速发反应。目前,它主要用于经过ICS和LABA等多种药物联合治疗后症状仍未能控制的严重过敏性哮喘患者,其用量应根据哮喘患者体内IgE水平和体重调整。

(四)机械通气

1.机械通气的原则

对重症哮喘患者进行机械通气的目的有:①对已处于呼吸衰竭或边缘状态下的哮喘患者降低其呼吸功;②改善患者的通气和气体交换;③清除气道内的分泌物。

2.机械通气的指征

重症哮喘治疗时,临床上一般应首先尽量避免使用机械通气。临床经验表明,只有相当少数紧急危及生命的重症哮喘患者,才需要机械通气治疗。决定开始使用机械通气治疗是一个临床实际问题,相对而言,临床上不存在气管插管和机械通气的绝对指征。

3.气管插管时机的选择

如上所述,重症哮喘出现呼吸性酸中毒后,何时方可进行机械通气,目前尚无统一的标准。决定气管插管的一个重要因素是看患者的临床状态,患者若极度疲劳、呼吸频率下降、说话困难、意识状态下降,即使其$PaCO_2$不高,pH在可接受的范围,而且患者能配合药物治疗,也应立即进行气管插管机械通气。经面罩的无创通气只适用于不能进行常规机械通气治疗的重症哮喘患者。无创伤性通气结合持续气道正压可降低呼吸功,达到满意的肺泡通气。但面罩可使患者产生孤独和恐怖感,在焦虑状态下患者很难配合机器治疗,而且用药及吸痰也很困难。无创伤性通气治疗必须在呼吸科医师或呼吸治疗师的指导下方可实施。因气管插管可导致喉头水肿及气管痉挛,插管前使用阿托品和麻醉剂有助于减轻不良反应，还可用适量的镇静剂。为了便于吸痰，气管插管的管径最好为 8 mm，还应采用经口气管插管，避免使用经鼻气管插管。有效的镇静可使患者很好地耐受气管插管，保证患者与呼吸机的协调，降低氧耗及呼吸功耗。注意，镇静剂最好用短效制剂。

4.机械通气初始参数的设置

即用相对小的潮气量 8～10 mL/kg，较小的分钟通气量 8～10 L/min，使血的碳酸水平控制在可接受的水平，以达到降低肺部气压伤危险的目的。较高的吸气流速（如 100 L/min）可用于延长呼气时间。低氧血症可通过提高 FiO_2 实现，不能单靠提高呼气末正压（PEEP）实现，因为高的 PEEP 可使肺泡过度充气，有导致气压伤的危险。

5.机械通气的撤离

急性重症哮喘患者在机械通气后，早期常可有显著的改善，通常机械通气的时间是短暂的（24～72 h），平均时间为 30 h。一旦 $PaCO_2$ 降到正常水平，患者能应用 T 管或持续性气道正压（CPAP）自主呼吸，吸气压力支持在 5～8 cmH_2O 时，患者便可克服不同内径气管插管的阻力，若患者意识清醒、生命体征及氧合状态稳定，自主呼吸可持续 60～120 min，便可脱机拔管。但患者仍需要继续监护 24 h。

第二节　重症肺炎

肺炎是指终末气道、肺泡和肺间质的炎症，可由病原微生物、理化因素、免疫损伤、过敏及药物所致。细菌性肺炎是最常见的肺炎，也是最常见的感染性疾病之一。

目前肺炎按患病环境分成社区获得性肺炎（CAP）和医院获得性肺炎（HAP），CAP 是指在医院外罹患的感染性肺实质炎症，包括具有明确潜伏期的病原体感染而在入院后平均潜伏期内发病的肺炎。HAP 也称医院内肺炎（NP），是指患者入院时不存在，也不处于潜伏期，而于入院 48 h 后在医院（包括老年护理院、康复医院等）内发生的肺炎。HAP 还包括呼吸机相关性肺炎（VAP）和卫生保健相关性肺炎（HCAP）。CAP 和 HAP 年发病率分别为 12/1000 人口和（5～10）/1000 住院患者，近年发病率有增加的趋势。肺炎病死率门诊肺炎患者＜5％，住院患者平均为 12％，入住重症监护病房（ICU）者约 40％。发病率和病死率高的原因与社会人口老龄化、吸烟、伴有基础疾病和免疫功能低下有关，如慢性阻塞性肺疾病（COPD）、心力衰竭、肿瘤、糖尿病、尿毒症、神经疾病、药瘾、嗜酒、艾滋病、久病体衰、大手术、应用免疫抑制剂和器官移植等。此外，也与病原体变迁、耐药菌增加、HAP 发病率增加、病原学诊断困难、不合理使用抗生素和部分人群贫困化加剧等有关。

重症肺炎至今仍无普遍认同的定义，需入住 ICU 者可认为是重症肺炎。目前一般认为，如果肺炎患者的病情严重到需要通气支持（急性呼吸衰竭、严重气体交换障碍伴高碳酸血症或持续低氧血症）、循环支持（血流动力学障碍、外周低灌注）及加强监护治疗（肺炎引起的脓毒症或基础疾病所致的其他器官功能障碍）时可称为重症肺炎。

一、病因与发病机制

正常的呼吸道免疫防御机制（支气管内黏液-纤毛运载系统、肺泡巨噬细胞等细胞防御的完整性等)使气管隆嵴以下的呼吸道保持无菌。是否发生肺炎取决于两个因素:病原体和宿主因素。如果病原体数量多,毒力强和(或)宿主呼吸道局部和全身免疫防御系统损害,即可发生肺炎。病原体可通过下列途径引起社区获得性肺炎:空气吸入;血行播散;邻近感染部位蔓延;上呼吸道定植菌的误吸。医院获得性肺炎还可通过误吸胃肠道的定植菌(胃食管反流)和通过人工气道吸入环境中的致病菌引起。病原体直接抵达下呼吸道后,滋生繁殖,引起肺泡毛细血管充血、水肿,肺泡内纤维蛋白渗出及细胞浸润。

二、诊断

(一)临床表现特点

1.社区获得性肺炎

(1)新近出现的咳嗽、咳痰或原有呼吸道疾病症状加重,并出现脓性痰,伴或不伴胸痛。

(2)发热。

(3)肺实变体征和(或)闻及湿啰音。

(4)白细胞计数$>10\times10^9$/L 或$<4\times10^9$/L,伴或不伴细胞核左移。

(5)胸部 X 线检查显示片状、斑片状浸润性阴影或间质性改变,伴或不伴胸腔积液。

以上(1)～(4)项中任何 1 项加第(5)项,排除非感染性疾病可做出诊断。CAP 常见病原体为肺炎链球菌、支原体、衣原体、流感嗜血杆菌和呼吸病毒(甲型流感病毒、乙型流感病毒、腺病毒、呼吸道合胞病毒和副流感病毒)等。

2.医院获得性肺炎

住院患者 X 线检查出现新的或进展的肺部浸润影加上下列 3 个临床症候中的 2 个或以上可以诊断为肺炎。

(1)发热超过 38 ℃。

(2)血白细胞计数增加或降低。

(3)脓性气道分泌物。

HAP 的临床表现、实验室和影像学检查特异性低,应注意与肺不张、心力衰竭和肺水肿、基础疾病肺侵犯、药物性肺损伤、肺栓塞和急性呼吸窘迫综合征等相鉴别。无感染高危因素患者的常见病原体依次为肺炎链球菌、流感嗜血杆菌、金黄色葡萄球菌、大肠埃希菌、肺炎克雷伯菌等;有感染高危因素患者为金黄色葡萄球菌、铜绿假单胞菌、肠杆菌属、肺炎克雷伯菌等。

(二)重症肺炎的诊断标准

不同国家制定的重症肺炎的诊断标准有所不同,各有优缺点,但一般均注重对客观生命体征、肺部病变范围、器官灌注和氧合状态的评估,临床医生可根据具体情况选用。以下是目前常用的几项诊断标准。

1.中华医学会呼吸病学分会 2006 年颁布的重症肺炎诊断标准

(1)意识障碍。

(2)呼吸频率≥30 次/分。

(3)$PaO_2<8.0$ kPa(60 mmHg)、氧合指数(PaO_2/FiO_2)<39.90 kPa(300 mmHg),需行机械通气治疗。

(4)动脉收缩压<12.0 kPa(90 mmHg)。

(5)并发脓毒性休克。

(6)X 线胸片显示双侧或多肺叶受累,或入院 48 h 内病变扩大≥50%。

(7)少尿:尿量<20 mL/h,或<80 mL/4 h,或并发急性肾功能衰竭需要透析治疗。

符合 1 项或以上者可诊断为重症肺炎。

2.美国感染病学会(IDSA)和美国胸科学会(ATS)2007 年修订的诊断标准具有 1 项主要标准或 3 项及以上次要标准可认为是重症肺炎,需要入住 ICU。

(1)主要标准:①需要有创机械通气;②感染性休克需要血管收缩剂治疗。

(2)次要标准:①呼吸频率≥30 次/min;PaO_2/FiO_2≤250 mmHg;③多叶肺浸润;④意识障碍/定向障碍;尿毒症(BUN≥7.14 mmol/L);白细胞计数降低(白细胞<4×10^9/L);血小板减少(血小板<10.0×10^9/L);低体温(<36 ℃);低血压需要紧急的液体复苏。说明:其他指标也可认为是次要标准,包括低血糖(非糖尿病患者)、急性酒精中毒/酒精戒断、低钠血症、不能解释的代谢性酸中毒或乳酸升高、肝硬化或无脾;需要无创机械通气也可等同于次要标准的①和②;白细胞减少仅为感染引起。

3.英国胸科学会(BTS)2001 年制定的 CURB 标准

(1)标准一:存在以下 4 项核心标准的 2 项及 2 项以上即可诊断为重症肺炎。①新出现的意识障碍;②尿素氮(BUN)>7 mmol/L;③呼吸频率>30 次/min;收缩压≤12.0 kPa(90 mmHg)或舒张压≤8.0 kPa(60 mmHg)。

CURB 标准简单、实用,应用起来较为方便。

(2)标准二:具体如下。①存在以上 4 项核心标准中的 1 项且存在以下 2 项附加标准时须考虑有重症倾向。附加标准包括:PaO_2<8.0 kPa(60 mmHg)/SaO_2<92%(任何 FiO_2);胸片提示双侧或多叶肺炎。②不存在核心标准但存在 2 项附加标准并同时存在以下 2 项基础情况时也须考虑有重症倾向。基础情况包括:年龄≥50 岁;存在慢性基础疾病。

如存在标准二中①②两种有重症倾向的情况时需结合临床进行进一步评判。在①情况下需至少 12 h 后再评估一次。

CURB-65 即改良的 CURB 标准,在符合下列 5 项诊断标准中的 3 项及以上时即考虑为重症肺炎,需考虑收入 ICU 治疗:新出现的意识障碍;BUN>7 mmol/L;呼吸频率≥30 次/min;收缩压≤12.0 kPa(90 mmHg)或舒张压≤8.0 kPa(60 mmHg);年龄≥65 岁。

(三)严重度评价

评价肺炎病情的严重程度对于决定在门诊或入院治疗甚至 ICU 治疗至关重要。肺炎临床的严重性决定于 3 个主要因素:局部炎症程度,肺部炎症的播散和全身炎症反应。除此之外,患者如有下列其他危险因素会增加肺炎的严重度和死亡危险。

1.病史

年龄>65 岁;存在基础疾病或相关因素,如慢性阻塞性肺疾病(COPD)、糖尿病、充血性心力衰竭、慢性肾功能不全、慢性肝病、1 年内住过院、疑有误吸、意识异常、脾切除术后状态、长期饮酒或营养不良。

2.体征

呼吸频率>30 次/分；脉搏≥120 次/分；血压<12.0/8.0 kPa(90/60 mmHg)；体温≥40 ℃或≤35 ℃；意识障碍；存在肺外感染病灶如败血症、脑膜炎。

3.实验室和影像学检查

白细胞计数$>20\times10^9$/L，或白细胞计数$<4\times10^9$/L或中性粒细胞计数$>1\times10^9$/L；呼吸时$PaO_2<8.0$ kPa(60 mmHg)，$PaO_2/FiO_2<39.9$ kPa(300 mmHg)，或$PaCO_2>6.7$ kPa(50 mmHg)；血肌酐>106 mol/L或BUN>7.1 mmol/L；血红蛋白<90 g/L或血细胞比容<30%；血浆清蛋白<25 g/L：败血症或弥散性血管内凝血(DIC)的证据，如血培养阳性、代谢性酸中毒、凝血酶原时间和部分凝血活酶时间延长、血小板减少；X线胸片病变累及一个肺叶以上、出现空洞、病灶迅速扩散或出现胸腔积液。

为使临床医师更精确地做出入院或门诊治疗的决策，近几年用评分方法作为定量的方法在临床上得到了广泛的应用。PORT(肺炎患者预后研究小组)评分系统是目前常用的评价社区获得性肺炎(CAP)严重度，以及判断是否必须住院的评价方法，其也可用于预测CAP患者的病死率。其预测死亡风险分级如下。1～2级：≤70分，病死率0.1%～0.6%。3级：71～90分，病死率0.9%。4级：91～130分，病死率9.3%。5级：>130分，病死率27.0%。PORT评分系统因可以避免过度评价肺炎的严重度而被推荐使用，即其可保证一些没必要住院的患者在院外治疗。

为了避免评价CAP患者的严重度不足，可以使用改良的BTS重症肺炎评定标准：呼吸频率≥30次/min，舒张压≤8.0 kPa(60 mmHg)，BUN>6.8 mmol/L，意识障碍。四个因素中存在两个可确定患者的死亡风险更高。此标准因简单易用，且能较准确地确定CAP的预后而被广泛应用。

临床肺部感染积分(CPIS)则主要用于医院获得性肺炎(HAP)包括呼吸机相关性肺炎(VAP)的诊断和严重度判断，也可用于监测治疗效果。此积分范围为0～12分，积分6分时，一般认为有肺炎。

三、治疗

(一)临床监测

1.体征监测

监测重症肺炎的体征是一项简单、易行和有效的方法，患者往往有呼吸频率和心率加快、发绀、肺部病变部位湿啰音等。目前多数指南都把呼吸频率加快(≥30次/min)作为重症肺炎诊断的主要或次要标准。意识状态也是监测的重点，意识不清或昏迷提示重症肺炎可能性。

2.氧合状态和代谢监测

PaO_2、PaO_2/FiO_2、pH、混合静脉血氧分压(PvO_2)、胃张力测定、血乳酸测定等都可对患者的氧合状态进行评估。单次的动脉血气分析一般仅反映患者瞬间的氧合情况；重症患者或有病情明显变化者应进行系列血气分析或持续动脉血气监测。

3.胸部影像学监测

重症肺炎患者应进行系列X线胸片监测，主要目的是及时了解患者的肺部病变是进展还是好转，是否合并有胸腔积液、气胸，是否发展为肺脓肿、急性呼吸窘迫综合征(ARDS)等。检查的频度应根据患者的病情而定，如要了解病变短期内是否增大，一般每48 h进行一次检查评价；如患者临床情况突然恶化(呼吸窘迫、严重低氧血症等),在不能排除合并气胸或进展至ARDS时,应短期内复查;而当患者病情明显好转及稳定时,一般可10~14 d后复查。

4.血流动力学监测

重症肺炎患者常伴有脓毒症,可引起血流动力学的改变,故应密切监测患者的血压和尿量。这2项指标比较简单、易行,且非常可靠,应作为常规监测的指标。中心静脉压的监测可用于指导临床补液量和补液速度。部分重症肺炎患者可并发中毒性心肌炎或ARDS,如临床上难于区分时应考虑行漂浮导管检查。

5.器官功能监测

器官功能监测包括对脑功能、心功能、肾功能、胃肠功能、血液系统功能等,进行相应的血液生化和功能检查。一旦发现异常,要积极处理,注意防止多器官功能障碍综合征(MODS)的发生。

6.血液监测

血液监测包括对外周血白细胞计数、C反应蛋白、降钙素原、血培养等进行检查。

(二)抗生素治疗

经验性联合应用抗生素治疗重症肺炎的理论依据是联合应用能够覆盖可能的微生物并预防耐药的发生。对于铜绿假单胞菌肺炎,联用β-内酰胺类和氨基糖苷类具有潜在的协同作用,优于单药治疗;然而氨基糖苷类抗生素的抗菌谱窄,毒性大,特别是对于老年患者,其肾损害的发生率比较高。临床应用氨基糖苷类时要注意其为浓度依赖性抗生素,一般要用足够剂量、达到药峰浓度以提高疗效,同时也应避免与毒性相关的谷浓度的升高。在监测药物的峰浓度时,庆大霉素和妥布霉素>7 μg/mL,或阿米卡星>28 μg/mL的效果较好。氨基糖苷类的另一个不足是对支气管分泌物的渗透性较差,仅能达到血药浓度的40%。此外,肺炎患者的支气管分泌物pH较低,在这种环境下许多抗生素活性都降低。因此,有时联合应用氨基糖苷类抗生素并不能增加疗效,反而增加了肾毒性。

目前对于重症肺炎,抗生素的单药治疗也已得到临床医生的重视。新的头孢菌素、碳青霉烯类、其他β-内酰胺类和氟喹诺酮类抗生素由于抗菌效力强、广谱,并且耐细菌β-内酰胺酶,故可用于单药治疗。即使对于重症HAP,只要不是耐多药的病原体,如铜绿假单胞菌、不动杆菌和耐甲氧西林金黄色葡萄球菌(MRSA)等,仍可考虑抗生素的单药治疗。对重症VAP有效的抗生素一般包括亚胺培南、美罗培南、头孢他啶和哌拉西林/他唑巴坦。对于重症肺炎患者来说,临床上的初始治疗常联用多种抗生素,在获得细菌培养结果后,如果没有高度耐药的病原体就可以考虑转为针对性的单药治疗。

临床上一般认为不适合单药治疗的情况包括:可能感染革兰阳性、革兰阴性菌和非典型病原体的重症CAP;怀疑铜绿假单胞菌或肺炎克雷伯菌的菌血症;可能是金黄色葡萄球菌和铜绿假单胞菌感染的HAP。三代头孢菌素不应用于单药治疗,因其在治疗中易诱导肠杆菌属细菌产生β-内酰胺酶而导致耐药发生。

对于重症VAP患者,如果为高度耐药病原体所致的感染则联合治疗是必要的。目前有3种联合用药方案:β-内酰胺类联合氨基糖苷类,在抗铜绿假单胞菌上有协同作用,但也应注意前面提到的氨基糖苷类的毒性作用;2种β-内酰胺类联合使用,因这种用法会诱导出对两种药同时耐药的细菌,故虽然有过成功治疗的报告,仍不推荐使用;β-内酰胺类联合氟喹诺酮类,虽然没有抗菌协同作用，但也没有潜在的拮抗作用；氟喹诺酮类对呼吸道分泌物穿透性很好，对其疗效有潜在的正面影响。

对于铜绿假单胞菌所致的重症肺炎，联合治疗往往是必要的。抗假单胞菌的β-内酰胺类抗生素包括青霉素类的哌拉西林、阿洛西林、氨苄西林、替卡西林、阿莫西林；第三代头孢菌素类的头孢他啶、头孢哌酮；第四代头孢菌素类的头孢吡肟；碳青霉烯类的亚胺培南、美罗培南；单酰胺类的氨曲南(可用于青霉素类过敏的患者)；β-内酰胺类/β-内酰胺酶抑制剂复合剂的替卡西林/克拉维酸钾、哌拉西林/他唑巴坦。其他的抗假单胞菌抗生素还有氟喹诺酮类和氨基糖苷类。

1.重症CAP的抗生素治疗

重症CAP患者的初始治疗应针对肺炎链球菌(包括耐药肺炎链球菌)、流感嗜血杆菌军团菌和其他非典型病原体，在某些有危险因素的患者还有可能为肠道革兰阴性菌属包括铜绿假单胞菌的感染。无铜绿假单胞菌感染危险因素的CAP患者可使用β-内酰胺类联合大环内酯类或氟喹诺酮类(如左氧氟沙星、加替沙星、莫西沙星等)。因目前为止还没有确立单药治疗重症CAP的方法，所以很难确定其安全性、有效性(特别是并发脑膜炎的肺炎)或用药剂量。可用于重症CAP并经验性覆盖耐药肺炎链球菌的β-内酰胺类抗生素有头孢曲松、头孢噻肟、亚胺培南、美罗培南、头孢他啶、氨苄西林/舒巴坦或哌拉西林/他唑巴坦。目前，高达40%的肺炎链球菌对青霉素或其他抗生素耐药，其机制不是β-内酰胺酶介导而是青霉素结合蛋白的改变。虽然不少β-内酰胺类和氟喹诺酮类抗生素对这些病原体有效，但对耐药肺炎链球菌肺炎并发脑膜炎的患者应使用万古霉素治疗。如果患者有假单胞菌感染的危险因素(如支气管扩张、长期使用抗生素、长期使用糖皮质激素)应联合使用抗假单胞菌抗生素并应覆盖非典型病原体，如环丙沙星加抗假单胞菌β-内酰胺类，或抗假胞菌β-内酰胺类加氨基糖苷类加大环内酯类或氟喹诺酮类。

临床上选取任何治疗方案都应根据当地抗生素耐药的情况、流行病学和细菌培养及实验室结果进行调整。关于抗生素的治疗疗程目前也很少有资料可供参考，应考虑感染的严重程度，菌血症、多器官功能衰竭、持续性全身炎症反应和损伤等。一般来说，根据疾病的严重程度和宿主免疫抑制的状态，肺炎链球菌肺炎疗程为7～10 d，军团菌肺炎的疗程需要14～21 d。ICU的大多数治疗都是通过静脉途径，但近期的研究表明只要病情稳定，没有发热，即使在危重患者，3 d静脉给药后也可转为口服治疗，即序贯或转换治疗。转换为口服治疗的药物可选择氟喹诺酮类，因其生物利用度高，口服治疗也可达到同静脉给药一样的血药浓度。

由于嗜肺军团菌在重症CAP的相对重要性，应特别注意其治疗方案。虽然目前有很多体外抗军团菌活性的药物，但在治疗效果上仍缺少前瞻性、随机对照研究的资料。回顾性的资料和长期临床经验支持使用红霉素4 g/d治疗住院的军团菌肺炎患者。在多肺叶病变、器官功能衰竭或严重免疫抑制的患者，在治疗的前3～5 d应加用利福平。其他大环内酯类(克拉霉素和阿奇霉素)也有效。除上述之外可供选择的药物有氟喹诺酮类(环丙沙星、左氧氟沙星、加替沙星、莫西沙星)或多西环素。氟喹诺酮类在治疗军团菌肺炎的动物模型中特别有效。

2.重症HAP的抗生素治疗

HAP应根据患者的情况和最可能的病原体而采取个体化治疗。对于早发的(住院4 d内起病者)重症肺炎患者而没有特殊病原体感染危险因素者，应针对“常见病原体”治疗。这些病原体包括肺炎链球菌、流感嗜血杆菌、甲氧西林敏感的金黄色葡萄球菌和非耐药的革兰阴性细菌。抗生素可选择第二代、第三代、第四代头孢菌素、β-内酰胺类/β-内酰胺酶抑制剂复合剂、氟喹诺酮类或联用克林霉素和氨曲南。

对于任何时间起病，有特殊病原体感染危险因素的轻中症肺炎患者，有感染“常见病原体”和其他病原体危险者，应评估危险因素来指导治疗：如果有近期腹部手术或明确的误吸史，应注意厌氧菌，可在主要抗生素基础上加用克林霉素或单用β-内酰胺类/β-内酰胺酶抑制剂复合剂；如果患者有昏迷或有头部创伤、肾衰竭或糖尿病史，应注意金黄色葡萄球菌感染，需针对性选择有效的抗生素；如果患者起病前使用过大剂量的糖皮质激素，或近期有抗生素使用史，或长期ICU住院史，即使患者的HAP并不严重，也应经验性治疗耐药病原体。治疗方法：联用两种抗假单胞菌抗生素，如果气管抽吸物革兰染色见阳性球菌还需加用万古霉素(或可使用利奈唑胺或奎奴普丁/达福普汀)。所有的患者，特别是气管插管的ICU患者，经验性用药必须持续到痰培养结果出来之后。如果无铜绿假单胞菌或其他耐药革兰阴性细菌感染，则可根据药敏情况使用单一药物治疗。非耐药病原体的重症HAP患者可用任何以下单一药物治疗：亚胺培南、美罗培南、哌拉西林/他唑巴坦或头孢吡肟。

ICU中HAP的治疗也应根据当地抗生素敏感情况，以及当地经验和对某些抗生素的偏爱而调整。每个ICU都有它自己的微生物药敏情况，而且这种情况随时间而变化，因而有必要经常更新经验用药的策略。经验用药中另一个需要考虑的是“抗生素轮换”策略，它是指标准经验治疗过程中有意更改抗生素使细菌暴露于不同的抗生素从而减少抗生素耐药的选择性压力，达到减少耐药病原体感染发生率的目的。“抗生素轮换”策略目前仍在研究中，还有不少问题未能明确，包括每个用药循环应该持续多久，应用什么药物进行循环，这种方法在内科和外科患者的有效性分别有多高，循环药物是否应该针对革兰阳性细菌同时也针对革兰阴性细菌等。

在某些患者中，雾化吸入这种局部治疗可用以弥补全身用药的不足。氨基糖苷类雾化吸入可能有一定的益处，但只用于革兰阴性细菌肺炎全身治疗无效者。多黏菌素雾化吸入也可用于耐药铜绿假单胞菌的感染。对于初始经验治疗失败的患者，应该考虑其他感染性或非感染性的诊断，包括肺曲霉菌感染。对持续发热并有持续或进展性肺部浸润的患者可经验性使用两性霉素B。虽然传统上应使用开放肺活检来确定其最终诊断，但临床上是否活检仍应个体化。临床上还应注意其他的非感染性肺部浸润的可能性。

（三）支持治疗

支持治疗主要包括液体补充、血流动力学、通气和营养支持，起到稳定患者状态的作用，而更直接的治疗仍需要针对患者的基础病因。流行病学证据显示营养不良影响肺炎的发病和危重患者的预后。同样，临床资料显示肠内营养支持也可以预防肺炎的发生，特别是对于创伤的患者。对于严重脓毒症和多器官功能衰竭的分解代谢旺盛的重症肺炎患者，在起病48 h后应开始经肠内途径进行营养支持，一般把导管插入空肠进行喂养以避免误吸；如果使用胃内喂养，最好是维持患者半卧体位以减少误吸的风险。

（四）胸部理疗

拍背、体位引流和振动可以促进黏痰排出的效果尚未被证实。胸部理疗广泛应用的局限在于：①其有效性未被证实，特别是不能减少患者的住院时间；②费用高，需要专人理疗；③有时引起PaO_2的下降。目前的经验是胸部理疗对于黏痰过多(＞30 mL/d)或严重呼吸肌疲劳不能有效咳嗽的患者是最为有用的，如对囊性纤维化、COPD和支气管扩张的患者。使用自动化病床的侧翻疗法，有时加以振动叩击，是一种有效预防外科创伤及内科患者肺炎的方法，但其地位仍不确切。

(五)促进痰液排出

雾化和湿化可降低痰的黏度,因而可改善不能有效咳嗽患者的排痰,然而雾化产生的水蒸气都沉积在上呼吸道并引起咳嗽,一般并不影响痰的流体特性。目前很少有数据支持湿化能特异性地促进细菌清除或肺炎吸收的观点。乙酰半胱氨酸能破坏痰液的二硫键,有时也用于肺炎患者的治疗,但由于其刺激性在临床应用上受到一定限制。痰中的DNA增加了痰液黏度,重组的DNA酶能裂解DNA,已证实在囊性纤维化患者中有助于改善症状和肺功能,但对肺炎患者其价值尚未被证实。支气管舒张药也能促进黏液排出和纤毛运动频率,对COPD合并肺炎的患者有效。

第三节 急性呼吸窘迫综合征

一、病因与发病机制

急性呼吸窘迫综合征(ARDS)是患者原来心肺功能正常,由肺外或肺内造成的急性肺损伤(ALI)引起的以急性呼吸窘迫和严重低氧血症为主要表现的一种急性呼吸衰竭,是发病率、病死率均极高的危重症,共同的病理变化有肺血管内皮和肺泡的损害、透明膜形成、顺应性降低、肺微血管阻塞和栓塞、肺间质水肿及后继其他病变。ALI为一个急性发作的炎症综合征,ARDS是病程中最严重的阶段,所有ARDS的患者均有ALI,但ALI的患者不一定是ARDS。1967年,Ashbaugh等报告了12例表现为呼吸窘迫、严重低氧血症为特征的"成人呼吸窘迫综合征(ARDS)",之后世界各地对ARDS进行了大量的实验和临床研究。1992年,在西班牙巴塞罗那召开的ARDS欧美联席专题讨论会提出此病症可发生于各年龄组的人群,将ARDS的"A"由成人(adult)改为急性(acute)。本病发病急骤,发展迅猛,病情进展后可危及患者生命,病死率高达50%以上,常死于多脏器功能衰竭(MOF),故必须及时处理。本病的诱发因素很多,发病机制尚未充分了解。

(一)病因

1.严重感染

严重感染包括肺部及肺外的细菌、病毒、真菌等所致的感染,感染灶所产生的各种有害物质,如内毒素、5-羟色胺、溶酶体、凝血酶及激肽系统的激活产物直接破坏毛细血管壁或形成微血栓等,造成肺组织破坏。

2.严重创伤

(1)肺内损伤:如肺挫伤、呼吸道烧伤、侵蚀性烟尘及有毒气体的吸入、胃内容物的误吸、溺水肺冲击伤、放射性肺炎、氧中毒等。

(2)肺外损伤:大面积烧伤或创伤,特别是并发休克或(和)感染者可诱发ARDS。

(3)大手术后:如体外循环术后、大血管手术或其他大手术后可发生ARDS。

3.休克

休克时由于肺循环血量不足、酸中毒及产生的血管活性物质,如组胺、5-羟色胺、缓激肽、儿茶酚胺、细菌毒素等作用于血管壁,可增加其通透性,损伤肺泡Ⅰ型细胞,影响肺泡表面活性物质的形成,从而导致肺顺应性减退、肺泡萎缩和肺不张。

4.肺循环栓塞

输血中微小凝块、库血中变性血小板、蛋白质沉淀物等易沉积于肺毛细血管中，形成肺栓塞。骨折后发生肺循环脂肪栓塞及弥散性血管内凝血(DIC)时均可造成肺血管微血栓形成及组织细胞的损伤。

5.输液过快过量

正常的细胞间质与血浆的水含量之比为 4∶1，大量快速补液在血浆被稀释后促使血管内液外渗，产生肺间质水肿。

6.氧中毒

氧在细胞内代谢产生一种超氧化物阴离子(即氧自由基)，氧自由基具有很强的毒性，与过氧化氢合成羟基(即羟自由基)，则毒性更甚，它们能破坏细胞膜，改变蛋白质和 DNA 的结构，从而损害细胞，特别是较长时间吸入高浓度氧更易发生氧中毒。

7.吸入有毒气体

如吸入 NO、NH_3、Cl_2、SO_2、光化学烟雾等均可导致 ARDS。

8.误吸

误吸胃内容物、淡水、海水、糖水等，约 1/3 发生 ARDS。

9.药物过量

巴比妥类、水杨酸、氢氯噻嗪、秋水仙碱、利托君、阿糖胞苷、美沙酮、丙氧酚、硫酸镁、间羟沙丁胺醇、非诺特罗、链激酶、荧光素等应用过量。

10.代谢紊乱

肝衰竭、尿毒症、糖尿病酮症酸中毒、急性胰腺炎。

11.血液系统疾病

大量输血、体外循环、DIC 等。

12.其他

子痫早期、隐球菌血症、颅内压增高、淋巴瘤、空气或羊水栓塞、肠梗阻。

(二)发病机制

ARDS 的共同基础是肺泡-毛细血管的急性损伤。其机制迄今未完全阐明，常与多种因素有关，且错综复杂，互为影响。其途径可为通过吸入有害气体或酸性胃内容物(pH＜2.5)直接损害肺泡和毛细血管，使血管通透性增加；严重肺挫伤可使肺泡和肺脏小血管破裂，肺间质和肺内出血；因长骨骨折，脂肪栓塞于肺毛细血管，被肺脂肪蛋白酶转化为游离脂肪酸，可破坏血管内膜，灭活肺表面活性物质。

研究表明，机体发生创伤、感染、组织坏死和组织缺血灌注时，被激活的效应细胞如巨细胞(CMV)、多形核白细胞(PMN)、PCEC、PC-Ⅲ和血小板等一经启动，便失去控制，对细胞因子和炎症介质呈失控性释放，引发全身炎症反应综合征(SIRS)，继而并发多器官功能障碍(MOD)，ARDS 即是多器官功能障碍在肺部的具体体现。ARDS 的发生和发展，与繁多的炎症介质的综合作用密切相关。

1.前炎症反应细胞因子(PIC)与巨细胞(CMV)

目前认为 PIC 包括 TNF-α、IL-1、IL-2、血小板活化因子(PAF)、IFN-γ 和磷脂酶 A(PLA)等，其中主要为 TNF-α。TNF-α 在感染性休克、多器官功能障碍综合征(MODS)发病机制中起重要的作用，内毒素是诱导 TNF-α 产生的最强烈的激动剂。M 为多功能细胞，主要来自骨髓内单核细胞，在机体的防御中起重要作用。多种炎症介质与 M 作用，损伤肺泡毛细血管膜，使其通透性增加，发生渗透性肺水肿。

2.二次打击学说与瀑布效应

1985 年，Deitch 提出严重创伤、烧伤、严重感染、大手术、败血症休克、肠道细菌移位失血后再灌注、大量输血、输液等均可构成第 1 次打击，使机体免疫细胞处于被激活状态，如再出现第 2 次打击，即使程度并不严重，也可引起失控的过度炎症反应。首先 M 的被激活，并大量释放 PIC，然后又激活 M、多形核白细胞（PMN）等效应细胞，并释放大量炎症介质，再激活补体、凝血和纤溶系统，产生瀑布效应，形成恶性循环，引发 ARDS，此时机体处于高代谢状态、高动力循环状态及失控的过度炎症反应状态。氧自由基是重要的炎症介质之一，M 和 PMN 等细胞被激活后，可释放大量氧自由基，而氧自由基又可使 M 和 PMN 在炎症区聚集、激活，并释放溶酶体酶等，损伤血管内皮细胞，形成恶性循环。PAF 是一种与花生四烯酸（AA）代谢密切相关的脂质性介质，可激活 PMN 并释放氧自由基、AA 和溶酶体酶等炎症介质，并呈逐级放大效应，出现瀑布样连锁反应，引发 MODS 和 ARDS。

3.氧供量（DO_2）与氧耗量（VO_2）

DO_2 表示代谢增强或灌注不足时血液循环的代偿能力，VO_2 表示组织摄取的氧量，是检测患者高代谢率最可靠的指标。生理条件下，氧动力学呈氧供非依赖性 VO_2，即血液通过组织时依靠增加氧的摄取以代偿之。但在病理条件下，如严重休克、感染、创伤等，由于血液的再分配，病区的血流量锐减，出现氧供依赖性 VO_2，由于失代偿而出现组织摄氧障碍发生缺氧，ARDS 患者的微循环和细胞线粒体功能损伤，DO_2 与 VO_2 必然发生障碍；ARDS 发生高代谢状态时，VO_2 随 DO_2 的升高而升高，DO_2 不能满足需要，导致组织灌注不足氧运输和氧摄取障碍，此时即使 DO_2 正常或增加，仍然发生氧供依赖性 VO_2。

4.肠黏膜屏障衰竭与细菌移位

胃肠黏膜的完整性是分隔机体内外环境，使其免受细胞和毒素侵袭的天然免疫学屏障。创伤、休克、应激、缺血再灌注和禁食等均可导致胃肠黏膜损伤，引起炎症反应，形成持续性刺激，造成胃肠黏膜屏障衰竭与细菌移位。其结果为内毒素吸收，激活效应细胞与释放大量的炎症介质，引发全身炎症反应综合征和 ARDS。

5.肺表面活性物质减少

高浓度氧、光气、氮氧化物、细菌内毒素及游离脂肪酸等，可直接损伤肺泡Ⅱ型细胞，另外肺微栓塞使合成肺表面活性物质（PS）的前体物质和能量供应不足，合成 PS 减少，大量血浆成分渗入肺泡腔，可使 PS 乳化，形成不溶性钙皂而失去活性，多种血浆蛋白可抑制 PS 功能，大量炎症细胞释放糖脂抑制 PS 功能，弹性蛋白酶与磷脂酶 A_2 破坏 PS，故 PS 明显减少，且失去活性，致使肺泡陷闭、大量血浆渗入肺泡内，出现肺泡水肿和透明膜形成。

二、临床表现

肺刚受损的数小时内，患者仅有原发病表现而无呼吸系统症状，随后突感气促、呼吸频数呈进行性加快，呼吸频率大于 30 次/min，危重者可达 60 次/min，缺氧症状明显，患者烦躁不安、心率增快、口唇指甲发绀。明显的低氧血症，引起过度通气，导致呼吸性碱中毒。缺氧症状用一般氧疗难以改善，也不能用其他原发心肺疾病解释。伴有肺部感染时，可出现畏寒、发热、胸膜反应及少量胸腔积液。早期可无肺部体征，后期可闻及哮鸣音、水泡音或管状呼吸音。病情继续恶化、呼吸肌疲劳导致通气不足、二氧化碳潴留，产生混合性酸中毒，患者出现极度呼吸困难和严重发绀，伴有神经精神症状，如嗜睡、谵妄、昏迷等。最终发生循环障碍、肾功能不全、心脏停搏。

三、辅助检查

(一)血气分析

(1)PaO_2 呈进行性下降，当吸入氧浓度达 60%时，PaO_2<8.0 kPa(60 mmHg)。

(2)PaO_2 增大，其正常参考值：PaO_2<2 kPa(15 mmHg)、年长者 PaO_2<4 kPa(30 mmHg)、吸入氧浓度为 30%时，PaO_2<9.3 kPa(70 mmHg)、吸纯氧 PaO_2<13.3 kPa(100 mmHg)。

(3)PaO_2/FiO_2<26.7 kPa(200 mmHg)。

(4)发病早期 $PaCO_2$ 常降低，晚期 $PaCO_2$ 升高。

(二)胸部 X 线检查

肺部的 X 线征象较临床症状出现晚。已有明显的呼吸急促和发绀时，胸片仍常无异常发现，发病 12～24 h 后，双肺可见斑片状阴影、边缘模糊。随着病情进展，融合为大片状实变影像，其中可见支气管充气征。疾病后期，X 线表现为双肺弥散性阴影，呈白肺改变或有小脓肿影，有时伴气胸或纵隔气肿。应用高分辨率 CT 检查，可早期发现淡的肺野浓度增加、点状影，不规则血管造影等。病情的严重程度与肺部 X 线所见不平行为其重要特征之一。

(三)肺功能检查

动态测定肺容量和肺活量、残气量、功能残气量，它们随病情加重均减少，肺顺应性降低。

(四)放射性核素检查

以放射性核素标记，计算血浆蛋白积聚指数，ARDS 患者明显增高(达 1.5×10^{-3}/min)，对早期预报有意义。

(五)血流动力学监测

通过置入四腔漂浮导管，测定并计算出平均肺动脉压增高>2.67 kPa，肺动脉压与肺动脉楔压差(PAP-PAWP)增加>0.6 kPa。

(六)支气管肺泡灌洗液检查

肺表面活性物质明显降低、花生四烯酸代谢产物如白三烯 B、C 及血小板活化因子(PAF)等增高。

四、诊断与鉴别诊断

(一)诊断依据

(1)具有可引发 ARDS 的原发疾病：创伤、休克、肺内或肺外严重感染、窒息、误吸、栓塞、库血的大量输入、DIC、肺挫伤、急性重症胰腺炎等。

(2)在基础疾病过程中突然发生进行性呼吸窘迫，呼吸频率多于 35 次/min，鼻导管(或鼻塞)给氧不能缓解。

(3)对于不易纠正的低氧血症，进行动脉血气检测对 ARDS 的诊断和病情判断有重要意义。PaO_2＜60 mmHg(8.0 kPa)，早期 $PaCO_2$ 可正常，后期可升高，提示病情加重，鼻导管给氧不能使 PaO_2 纠正至 80 mmHg(10.7 kPa)以上，氧合指数 PaO_2/FiO_2＜200 mmHg。

(4)肺部后前位 X 线胸片征象为两肺纹理增多，边缘模糊，呈毛玻璃状等肺间质或肺泡性病理性改变，并迅速扩展、融合，形成大片实变。

(5)肺动脉楔压(PAWP)＜2.4 kPa(18 mmHg)，或临床提示以往无肺部疾患，并排除急性左心衰竭。

(二)鉴别诊断

晚近提出因肺内病变引起者为“原发性 ARDS”，而肺外病变引起者为“继发性 ARDS”。ARDS 主要的临床表现是呼吸困难、肺水肿及呼吸衰竭，故需与下述疾病鉴别。

1.心源性肺水肿

该病发病较急、发绀较轻、不能平卧、咳粉红色泡沫样痰，严重时咳稀血水样痰，两肺广泛哮鸣音及湿啰音，呈混合性呼吸困难，而 ARDS 发病进程相对缓慢、发绀明显、缺氧严重，但较安静，可以平卧，呈急性进行性吸气型呼吸困难，咳血痰及稀血水样痰，可有管状呼吸音，湿音相对较少；心源性肺水肿经强心、利尿、扩血管、吸氧治疗后可明显迅速改善症状，而 ARDS 治疗即刻疗效不明显；心源性肺水肿 X 线表现为肺小叶间隔水肿增宽，形成小叶间隔线，即 KerleryB 线和 A 线，而 ARDS 患者胸部 X 线早期无改变，中、晚期呈斑片状阴影并融合，晚期呈“白肺”改变，可见支气管充气征；ARDS 呈进行性低氧血症，难以纠正，而心源性肺水肿者低氧血症较轻，一般氧疗后即可纠正。心源性肺水肿患者 PAWP≥2.6 kPa(20 mmHg)，与 ARDS 可资鉴别。

2.其他非心源性肺水肿

大量快速输液或胸腔抽液速度过快均可引起肺水肿，但均有相应的病史及体征，血气分析一般无进行性低氧血症，一般氧疗症状可明显改善。

3.气胸

主要的临床表现为呼吸困难，尤其是张力性气胸更为突出，但及时行胸部 X 线检查，即可做出诊断。若为严重的创伤所致气胸，要注意血气变化，警惕 ARDS 的发生。

4.特发性肺纤维化

晚期特发性肺纤维化患者肺心功能衰竭时应与 ARDS 鉴别。特发性肺纤维化为原因未明的肺间质性疾病，起病隐匿，呼吸困难进行性加重、干咳、肺底可听见吸气期 Velcro 啰音，出现杵状指等临床表现。胸部 X 线检查有肺间质病变影，以限制性通气功能障碍为主的肺功能改变可供鉴别。

五、急救处理

(一)去除病因

ARDS 常继发于各种急性原发病，及时有效地去除原发病、阻断致病环节是防治 ARDS 的根本性策略，尤其抗休克、抗感染症反应等尤为重要。

(二)监护与护理

严密监测体温、脉搏、呼吸、血压等，特别是随时观察患者的意识、呼吸状态，鼓励患者咳嗽排痰，维持水、电解质及酸碱平衡，重视患者的营养支持。

(三)纠正低氧血症

克服进行性肺泡萎缩是抢救成功的关键。随着对 ARDS 病理生理特征的认识,近年来 ARDS 通气有了重大改变,提出了肺保护与肺复张通气策略。

1.ARDS 的保护性通气策略

在保证基本组织氧合的同时,保护肺组织以尽量减轻肺损伤是 ARDS 患者的通气目标。

(1)允许性高碳酸血症(PHC)和小潮气量通气:PHC 是采用小潮气量(4～7 mL/kg),允许动脉血二氧化碳分压一定程度增高,最好控制在 70～80 mmHg。一般认为,如果二氧化碳潴留是逐渐产生的,pH>7.20 时,可通过肾脏部分代偿,患者能较好耐受。当 pH<7.20 时,为避免酸中毒引起的严重不良反应,主张适当补充碳酸氢钠。

PHC 的治疗作用:ARDS 患者实施 PHC 时,血流动力学改变主要表现为心排血量和氧输送量显著增加,体血管阻力显著降低,肺血管阻力降低或不变,肺动脉楔压和中心静脉压增加或无明显改变。心排血量增加是 PHC 最显著的血流动力学特征,因为高碳酸血症引起外周血管扩张,使左室后负荷降低;潮气量降低使胸膜腔内压降低,二氧化碳增加使儿茶酚胺释放增加,引起容量血管收缩,均使静脉回流增加,右心室前负荷增加;潮气量降低使吸气末肺容积降低,可引起肺血管阻力降低,右心室后负荷降低和心排血量增加。PHC 能降低 ARDS 患者的气道峰值压力、平均气道压、每分钟通气量及吸气末平台压,避免肺泡过度膨胀,具有肺保护作用。气压伤的本质是容积伤,与肺泡跨壁压过高有关。

PHC 的禁忌证:高碳酸血症的主要危害是脑水肿、抑制心肌收缩力、舒张血管、增加交感活性和诱发心律失常等。因此,颅内压增高、缺血性心脏病或严重的左心功能不全患者应慎用。

(2)应用最佳 PEEP 和高、低拐点:机械通气时的吸气正压使肺泡扩张,增加肺泡通气量和换气面积,呼气末正压通气(PEEP)可防止肺泡的萎陷,也可使部分萎陷的肺泡复张,使整个呼吸全过程的气道内压力均为正压,减少动、静脉分流,改善缺氧。需用多大剂量的 PEEP,理论上讲,足够量的正压(30～35 cmH_2O)可使所有萎陷的肺泡复张,但正压对脆弱的肺组织结构(如 ARDS 等)可造成破坏,有研究表明当气道内平均压超过 20 cmH_2O 时,循环中促炎介质可增加数十倍,且直接干扰循环,一般讲,患者肺能较好地耐受 15～20 cmH_2O 的 PEEP,再高则是危险的。

(3)压力限制或压力支持通气:动物实验表明,气道峰值压力过高会导致急性肺损伤,表现为肺透明膜形成粒细胞浸润、肺泡-毛细血管屏障受损,通透性增加。使用压力限制通气易与人-机同步,提供的吸气流量为减速波形,有利于气体交换和增加氧合,更重要的是可精确调节肺膨胀所需的压力和吸气时间,控制气道峰值压力,保护 ARDS 患者的气道压不会超过设定的吸气压力,避免高位转折点的出现。一组随机前瞻性试验表明,压力限制通气组比容量控制通气组更能增进肺顺应性改善,降低病死率。

(4)肺保护性通气策略的局限性:肺保护性通气策略的提出反映了 ARDS 机械通气的重大变革。但它仍存在不可避免的局限性。Thorens 等在研究中发现,当 ARDS 患者的每分钟通气量由(13.5±6.1) L/min 降至(8.2±4.1) L/min 时,动脉血氧饱和度低于 90%,低氧血症明显恶化,二氧化碳分压和肺内分流增加。可见,肺保护性通气策略不利于改善患者的氧合,其主要原因是采用小潮气量和较低压力通气时,塌陷的肺泡难以复张,导致动脉血和肺泡内二氧化碳分压升高和氧分压降低,影响了肺内气体交换,低氧血症加重。因此,要采用有效的方法促进塌陷肺泡复张,增加能参与通气的肺泡数量。

2.ARDS 的肺复张策略

肺复张策略是使塌陷肺泡最大限度复张并保持其开放，以增加肺容积，改善氧合和肺顺应性，它是肺保护性通气策略必要的补充。主要有以下几种。

(1)叹息：叹息即为正常生理情况下的深呼吸，有利于促进塌陷的肺泡复张。机械通气时，早期叹息设置为双倍的潮气量和吸气时间，对于 ARDS 患者，可间断地采用叹息，使气道平台压达到 45 cmH_2O，使患者的动脉血氧分压显著增加，二氧化碳分压和肺内分流率显著降低，呼气末肺容积增加。因此，叹息可有效短暂促进塌陷肺泡复张，改善患者的低氧血症。

(2)间断应用高水平 PEEP：在容量控制通气时，间断应用高水平 PEEP 使气道平台压增加，也能促进肺泡复张。有学者在机械通气治疗 ARDS 患者时，每间隔 30 s 应用高水平 PEEP 通气 2 次，可以增加患者的动脉血氧分压，降低肺内分流率。间断应用高水平 PEEP 虽然能使塌陷的肺泡复张，改善患者的氧合，但不能保持肺泡的稳定状态，作用也不持久。

(3)控制性肺膨胀(SI)：SI 是一种促使不张的肺复张和增加肺容积的新方法，由叹息发展而来。即在呼气开始时，给予足够压力(30～45 cmH_2O)，让塌陷肺泡充分开放，并持续一定时间(20～30 s)，使病变程度不一的肺泡之间达到平衡，气道压力保持在 SI 的压力水平。SI 结束后，恢复到 SI 应用前的通气模式，通过 SI 复张的塌陷肺泡，在相当时间内能够继续维持复张状态，SI 导致的氧合改善也就能够维持较长时间。改善氧合是 SI 对 ARDS 患者最突出的治疗作用。研究表明，给予一次 SI，其疗效可保持 4 h 以上。SI 能显著增加肺容积，改善肺顺应性，减少气压伤的发生。目前的动物实验及临床研究表明，在 SI 的屏气过程中，患者会出现一过性血压和心率下降或增高，中心静脉压和肺动脉楔压增高，心排血量降低，动脉血氧饱和度轻度降低。因此，在实施 SI 时，应充分注意到 SI 可能导致患者血流动力学和低氧血症一过性恶化，对危重患者有可能造成不良影响。

(4)俯卧位通气：传统通气方式为仰卧位，此时肺静水压沿腹至背侧垂直轴逐渐增加，使基底部肺区带发生压迫性不张，另心脏的重力作用，腹腔内脏对膈肌的压迫也加重基底部肺区带的不张，1976 年发现俯卧位通气能改善 ALI 患者的氧合。此法最近用于临床，俯卧位通气是利用翻身床、翻身器或人工徒手操作，使患者在俯卧位进行机械通气。

俯卧位通气的禁忌证为：血流动力学不稳定，颅内压增高，急性出血，脊柱损伤，骨科手术，近期腹部手术，妊娠等不宜采用俯卧位通气。

综上所述，肺保护与肺复张通气策略联合应用，能改善 ARDS 患者的氧合，提高肺顺应性，对 ARDS 的治疗有重要意义。但需根据患者的具体情况，采用合适的方法，在改善氧合的同时尽量减少肺损伤。

(四)改善微循环，降低肺动脉高压，维护心功能

1.糖皮质激素

宜采用早期、大剂量、短疗程(小于 1 周)疗法，这类药有以下积极作用。

(1)抗感染，加速肺水肿的吸收。

(2)缓解支气管痉挛。

(3)减轻脂肪栓塞或吸入性肺炎的局部反应。

(4)休克时,防止白细胞附着于肺毛细血管床,防止释放溶蛋白酶,保护肺组织。

(5)增加肺表面活性物质的分泌,保持肺泡的稳定性。

(6)抑制后期的肺纤维化等。早期大量使用糖皮质激素有利于减少毛细血管膜的损伤,疗程宜短,可用甲泼尼龙,起始量 800～1 500 mg,或地塞米松,起始量 60～100 mg,分次静脉注射,连续应用 48～72 h。

2.肝素

用于治疗有高凝倾向、血流缓慢的病例,可减轻和防止肺微循环内微血栓的形成,以预防 DIC 的发生,对改善局部及全身循环有益,对有出血倾向的病例,包括创伤后 ARDS 应慎重考虑。用药前后应监测血小板和凝血功能等。

3.血管扩张药

如山莨菪碱、东莨菪碱等的应用可改善周围循环,提高氧的输送及弥散,有利于纠正或减轻组织缺氧,疗效较好。

(五)消除肺间质水肿,限制入水量,控制输液量

由于输液不当,液体可继续渗漏入肺间质、肺泡内,易使肺水肿加重,但需维持体液平衡,保证血容量足够,血压基本稳定,在 ARDS 早期补液应以晶体液为主,每日输液量以不超过 1500 mL 为宜。利尿剂的应用可提高动脉血氧分压,减轻肺间质水肿。在病情后期,对于伴有低蛋白血症的患者,利尿后血浆容量不足时可酌情输注血浆清蛋白或血浆,以提高血浆渗透压。

(六)控制感染

脓毒血症是 ARDS 的常见病因,且 ARDS 发生后又易并发肺、泌尿系等部位的感染,故抗菌治疗是必需的,严重感染时应选用广谱抗生素,根据病情选用强效抗生素。

(七)肺泡表面活性物质(PS)

外源性 PS 治疗新生儿呼吸窘迫综合征已取得较好疗效,用于成人 ARDS 疗效不一,有一定不良反应,鉴于 PS 价格昂贵,目前临床广泛应用有一定困难。超氧化物歧化酶(SOD)、前列腺素 E2(PGE2)、干扰素 γ 等临床应用尚在探索中。

(八)其他

注意患者血浆渗量变化,防治各种并发症及院内感染的发生等。近期开展一氧化氮(NO)、液体通气治疗,已取得较好疗效。对体外膜肺氧合(ECMO)、血管腔内氧合器(IVOX)等方法正在进行探索改进。

第四章　脓毒症和急性重症胰腺炎的诊疗

第一节　脓毒症

一、基本概念

脓毒症是机体受到明确的病原微生物（如细菌、病毒、真菌、寄生虫）感染引起的全身炎症反应综合征（SIRS），近 20 年来受到广泛重视。脓毒症常与其他器官感染重叠，由于有的感染很易找到病灶，就以常用感染灶部位命名而不用脓毒症，如肺炎、疖肿而不用脓毒症。但是有 40%左右患者的血培养阳性，却找不到感染灶或血培养阴性，但有明确的感染临床表现，故而统称之为脓毒症。脓毒症是严重感染、重症创伤、大手术后、重症胰腺炎和休克等常见的并发症，进一步发展可导致脓毒症休克、急性呼吸窘迫综合征（ARDS）和多脏器功能障碍综合征（MODS）。在美国每年至少有 75 万例严重脓毒症新发病例，在疾病死亡原因中占第 11 位，仅次于心血管疾病，脓毒症患者最终死亡原因大多是多器官功能衰竭。

二、常见病因

脓毒症是机体内一系列病理生理变化的动态过程，实际上是 SIRS 不断加剧、恶化的结果。脓毒症主要由革兰阴性菌和革兰阳性菌引起，常见的有产 ESBLs 的肠杆菌科、多重耐药的葡萄糖非发酵菌，以及耐甲西林的金黄色葡萄球菌（MRSA），亦可由病毒或真菌引起。

三、发病机制

脓毒症发病机制非常复杂，涉及感染、炎症、免疫、凝血及组织损害等一系列问题，并与机体多系统、多器官病理生理改变密切相关。

炎症介质的介导是脓毒症发生机制中的重要环节。单核/巨噬细胞系统受内毒素脂多糖（LPS）的刺激，释放肿瘤坏死因子（TNF）和白细胞介素（IL-1、IL-8）等炎症介质，促进了炎症反应，且 TNF 和 IL 两者有协同作用，IL-8 对组织炎症的持久损害有重要影响。花生四烯酸的代谢产物血栓素-2（血管收缩剂）、前列腺环素（血管扩张剂）及前列腺素 E_2 均参与发热、心动过速、呼吸急促、心室灌注异常和乳酸酸中毒的发生。这些炎症介质的产生也会导致内皮细胞的功能障碍，从而启动局部反应，包括促进白细胞的黏附和迁移，凝血酶的生成和纤维蛋白的形成，局部血管活性的改变、通透性增加，导致细胞凋亡。再加之宿主的免疫放大反应，促进了异位炎性反应的循环、凝血系统激活及细胞间的相互作用，最终导致微血管内血栓形成、低氧血症和器官功能障碍。在脓毒症中，炎症反应途径、凝血途径及其他细胞反应相互交织和相互影响，共同发挥作用。由于细胞因子在脓毒症中有重要的诱导促凝作用，因此发生脓毒症时凝血功能紊乱很常见，其中 30%～50%的患者会发生弥散性血管内凝血（DIC）。

四、诊断思路

2001 年美国华盛顿召开的“国际脓毒症联席会议”提出了脓毒症和严重脓毒症的诊断标准。

1.感染：证实或疑似存在感染，同时含有下列某些征象：①体温大于 38.3 ℃或小于 36 ℃；②心率每分钟大于 90 次或大于不同年龄段正常心率 2 个标准差；③呼吸频率每分钟超过 30 次；④意识改变；明显水肿或液体正平衡(每千克体重大于 20 mL 超过 24 h)；血糖大于 7 mmol/L(无糖尿病史)。

2.炎症反应参数：①外周血白细胞计数$>12.0\times10^9$/L，或$<4.0\times10^9$/L，或计数正常，但不成熟白细胞>10%；②C 反应蛋白(CRP)>正常值 2 个标准差；③前降钙素(PCT)>正常值 2 个标准差。

3.血流动力学参数：①低血压。收缩压(SBP)<90 mmHg；平均动脉压(MAP)<70 mmHg，或成人 SBP 下降>40 mmHg；②混合静脉血氧饱和度(SvO_2)<70%；③心排血指数<3.5 L/(min·m^2)。

4.器官功能障碍参数：①低氧血症 $PaO_2/FiO_2<300$ mmHg；②急性少尿，尿量<0.5 mL/(kg·h)至少 2 h；③肌酐增加≥44.2 μmol/L；④凝血异常，国际标准化比值(INR)>1.5 或部分凝血活酶时间(APTT)>60 s；⑤血小板$<100\times10^9$/L；肠梗阻，肠鸣音减弱或消失；高胆红素血症，总胆红素>7.0 mmol/L。

5.组织灌注参数：①高乳酸血症，血乳酸(BLA)>3 mmol/L；②毛细血管充盈时间延长或皮肤出现花斑。

符合感染参数中的两项以上和炎症反应参数中的一项以上指标即可诊断为脓毒症。在脓毒症的基础上出现血流动力学参数、器官功能障碍参数、组织灌注参数中的任何一项以上指标者诊断为严重脓毒症(包括 MODS)。

五、救治方法

脓毒症治疗主要是综合治疗，集束化治疗(surviving sepsis campaign bundle SSCB)是综合治疗的体现，免疫调理治疗对炎症介质平衡、调整起到积极的作用。2003 年召开了由 11 个国际组织参加的“拯救脓毒症战役(SSC)”会议，制定了脓毒症治疗指南。研究表明，机体的免疫状态在脓毒症的发生、发展过程中处于一种免疫细胞过度激活和淋巴细胞受抑制的双相性异常或紊乱状态，对免疫抑制状态的调整已成为当前治疗的热点。

1.早期目标治疗(early goal directed therapy EGDT)：确诊脓毒症休克后 6 h 内进行液体复苏，且要达到以下目标：中心静脉压(CVP)达 8～12 cmH_2O；平均动脉压(MAP)≥65 mmHg；中心静脉血氧饱和度($ScvO_2$)或 SvO_2≥70%。液体复苏效果与液体性质无关，主要与输液量有关。液体复苏后血压仍不满意者可用升压药，首选去甲肾上腺素。液体复苏后 SvO_2 仍小于 70%者可输血，维持红细胞压积在 30%左右。之后若 SvO_2 仍小于 70%，可应用多巴酚丁胺，提高心排血量和氧输送。

2.小剂量氢化可的松注射液：推荐使用小剂量氢化可的松注射液静脉滴注，<300 mg/d，持续 5～7 d。亦可采用甲泼尼龙针剂静脉滴注或推注，40～80 mg/d。

3.抗生素治疗：①诊断为重症脓毒症后 1 h 内，在获得有关标本，并进行细菌培养后，应该立即静脉使用抗生素；②初始经验性抗感染治疗尽量覆盖可能的病原体；③在抗生素使用 48～72 h 后，应结合临床和细菌培养进行抗生素再评价。抗生素使用时间一般为7～10 d，可根据临床反应调整。

4.严格控制血糖：要将重症脓毒症患者的血糖维持在8.3 mmol/L水平。早期每30～60 min监测一、二次血糖，血糖稳定后每4 h监测一次血糖。

5.碳酸氢盐的使用：严重的酸中毒(如血pH<7.15)往往使休克难以纠正，并可导致脏器损伤，故应纠正。对伴有较严重代谢性酸中毒患者，建议给予5%碳酸氢钠使血pH值接近7.35，应杜绝矫枉过正，如血pH>7.45。防止氧解离曲线左移，加重组织缺氧。

6.预防深静脉血栓：应该通过小剂量肝素或低分子肝素来预防重症脓毒症患者深静脉血栓的形成。对于使用肝素有禁忌的感染者(如血小板减少、严重的凝血机制障碍、活动性出血、近期的颅内出血)，推荐采取机械预防措施，如逐渐抗血栓压力袜(GCS)或间歇压迫器(ICD)。

7.免疫调理：分为下列四种。

(1)胸腺素：可以诱导和促进T淋巴细胞、NK细胞分化和成熟，提高IL-2的产生和受体表达水平，增强巨细胞的吞噬功能。

(2)免疫球蛋白：合理补充免疫球蛋白，不仅可清除病原体内持续存在的病毒与细菌毒素，对病毒和细菌感染引起的免疫缺陷状态也有调节作用，能迅速控制病毒与细菌所致的感染。

(3)干扰素(IFN-γ)及其诱导物：IFN-γ可使血浆中IL-6、TNF-α水平及单核细胞HLA-DR的抗原增加，从而改善脓毒症患者的免疫状态，提高患者存活率。

(4)乌司他丁：乌司他丁是从人尿液中分离纯化的一种广谱的、典型的Kuniz型蛋白酶抑制剂，可以抑制体内广泛分布的丝氨酸蛋白酶活性，具有减少炎症细胞浸润、抑制多种炎症因子和介质释放、消除氧自由基的功能，起到抗炎、减少细胞与组织损伤、改善微循环与组织灌注等作用。

8 床边血液净化(CRRT)治疗：CRRT是利用物理学原理通过对流、吸附作用达到清除血液中特定物质的方法。一般在发病后48～72 h进行CRRT治疗，有利于减轻过度炎症反应。高流量的CRRT能够明显改善脓毒症休克时的血管阻力、减少血管活性药物的剂量，并能够迅速改善高热、呼吸急促、心动过速等全身炎症反应。

六、最新进展

(一)脓毒症集束化治疗的更新

随着新的循证医学证据的发现，SSC指南于2008年、2012年两次更新，集束化治疗的内容也略有不同，2012年最新的集束化治疗删除了原有的24 h集束化治疗，并将过去的6 h集束化治疗更改为3 h和6 h集束化治疗。3 h集束化治疗包括：①动脉血乳酸测定；②应用抗生素前留取血培养；③使用广谱抗生素；④在低血压和(或)乳酸≥4 mmol/L时，启动晶体液30 mL/kg进行复苏。6 h集束治疗包括：①经初始液体复苏低血压无法纠正时，应用升压药物维持平均动脉压(MAP)≥65 mmHg。②经初始液体复苏血压仍低或初始乳酸水平≥4 mmol/L时，测定中心静脉压(CVP)及中心静脉血氧饱和度($ScvO_2$)。6 h复苏治疗的定量目标为CVP≥8 cmH_2O，$ScvO_2$≥70%。③如果初始乳酸水平升高，应重复测定乳酸，复苏治疗的定量目标为乳酸恢复正常。

集束化治疗引发的争议主要是：①一些作为液体复苏终点的指标，如CVP、$ScvO_2$、动脉血乳酸等，不能准确一致地反映患者容量状态或容量反应性；②一些集束化治疗的复苏措施，如多巴酚丁胺、浓缩红细胞输注等,不能明确改善患者预后。对这些措施,临床依从性较低。有研究发现:单项措施的不依从并未影响患者预后。发表在2012年Lancet上的前瞻性队列研究中比较了欧洲与美国2005～2010年间200个医疗单位对集束化治疗的依从性显示:美国对复苏目标CVP≥8 cmHO和$ScvO_2$≥70%的依从性不足30%,欧洲亦不足50%。2010年Levy等的研究中也发现集束化治疗推广前CVP和$ScvO_2$达标率分别为26.3%和13.3%,集束化治疗推广后的依从性也均未达50%,该研究同时显示CVP和$ScvO_2$复苏目标的不依从并未对脓毒症的住院病死率产生显著影响。Chung等发表在2012年Shock上的研究也显示:$ScvO_2$是否达标对脓毒症患者的28天死亡率及住院病死率不产生影响。2010年Levy等的研究显示:乳酸测定、小剂量糖皮质激素及CVP和$ScvO_2$是否达标对脓毒症住院病死率无影响。

既然某些措施的不依从不影响生存,而整体的不依从增加死亡率,是否去掉集束化治疗中的一些依从性差的指标会使集束化治疗更完美?其中CVP是临床依从性较差且争议较大的指标之一,首先,因其容易受胸腔压、腹腔压和呼气末正压(PEEP)的影响,所以CVP不一定能反映血管内压力;其次受不同血管张力的影响,CVP也不一定能反映容量;再者,患者是否对液体复苏有反应还取决于心功能,CVP也不能决定是否需要复苏。然而另外一个观点认为:一个低或生理范围内的CVP能够预示液体治疗的安全性,而一个高的CVP往往提示我们液体治疗需要谨慎。因此,通过测量CVP指导液体复苏,比不监测CVP而盲目复苏更为安全,而且CVP测量相对简单易行,对有低血压或灌注不足患者来说,液体复苏使CVP≥8 cmH_2O这一生理范围也是安全可行且必要的。另一依从性较差的指标为$ScvO_2$或SvO_2,其局限性一方面因为$ScvO_2$或SvO_2的测量需要中心静脉置管等复杂性操作,在一些患者及医疗单位实施较困难。另一方面,严重休克微循环氧摄取障碍或短路时,$ScvO_2$或SvO_2不一定偏低,SvO_2偏高也可能提示组织氧利用障碍。Textoris等发现,休克晚期$ScvO_2$偏高时病死率更高。但是,如果$ScvO_2$或SvO_2低,仍可以提示氧代谢障碍的存在,意味着这些患者需要通过复苏或其他措施改善氧代谢。

(二)其他治疗措施的更新

1.复苏液体和血液制品的输注:对脓毒症导致低血容量、组织低灌注患者,推荐初始液体复苏首选晶体液,晶体液复苏量至少30 mL/kg,输注大量的晶体溶液时可加用白蛋白、羟乙基淀粉。在肾功能恶化、需要透析的风险升高和凝血功能障碍时,不推荐使用分子量>200 kDa和(或)取代级>0.4的羟乙基淀粉进行液体复苏。在严重脓毒症患者血小板计数$<10\times10^9$/L、无明显出血的情况下可预防性输注血小板;血小板计数$<20\times10^9$/L,伴有显著性出血风险的患者可预防性输注血小板;活动性出血、手术或侵入性操作的患者建议使血小板计数$\geq50\times10^9$/L。不建议严重脓毒症、感染性休克的成人患者静脉使用丙种球蛋白。

2.血管活性药物:推荐首选的血管活性药物是去甲肾上腺素(Norepin ephrine,NE)。如果NE效果不明显,可联合或选择肾上腺素,或者NE联合0.03 U/min的血管升压素(Vasopressin)以升高至目标的平均动脉压或下调NE的用量。最近Torgersen等研究显示:使用较大剂量的血管升压素(0.067 U/min)对改善进展性休克的疗效优于小剂量的血管升压素(0.033 U/min);伴有急性肾衰竭的毒性休克患者,应用小剂量血管升压素较单纯应用NE更具优势,可使患者更多受益。多巴胺仅限用于心律失常风险极低、心排血量低下,或心动过缓的患者,不推荐用低剂量的多巴胺保护肾功能。有充足的血容量和平均动脉压,而仍存在持续的组织低灌注,或合并心功能障碍(心脏充盈压升高、心排血量降低)时,应静脉泵入多巴酚丁胺,最高剂量达 20 μg/(kg·min)。因组织灌注不足引起的乳酸血症、血 pH 值≥7.15 的患者,不建议使用碳酸氢钠改善血流动力学,或减少升压药的使用。

3.病原学诊断、抗生素使用及停用:不推荐使用降钙素原作为严重脓毒症的诊断指标。中性粒细胞减少、多重耐药菌感染(如不动杆菌,假单胞菌属)、严重脓毒症伴有呼吸衰竭和感染性休克时应联合用药,如广谱 β-内酰胺类联合氨基糖苷类或氟喹诺酮类治疗铜绿假单胞菌血流感染,β-内酰胺类联合大环内酯类治疗肺炎链球菌感染的感染性休克。抗病毒治疗越早越好,并要留取标本,通过实时聚合酶链反应(PCR)或病毒培养获得证据。经验性联合治疗一般不超过 3～5 天,每日评估抗感染治疗效果,一旦获得病原菌的药敏结果,立即降阶梯或恰当的单药治疗,以降低细菌耐药、药物毒性、治疗费用。疗程一般 7～10 天。

4.糖皮质激素的应用:Annane 报告认为,对脓毒症休克,静脉使用小剂量氢化可的松有助于治疗肾上腺皮质功能不全,提高脓毒症休克存活率。如果液体复苏和(或)血管活性药物能够恢复成人脓毒症休克患者的血流动力学稳定性,则不建议使用糖皮质激素;如果上述治疗不能恢复血流动力学稳定性时,可使用氢化可的松 300 mg/d 连续静脉滴注。不建议用 ACTH 刺激试验来判断感染性休克患者是否需使用氢化可的松;当血管活性药物撤离时,停用激素;糖皮质激素不使用于无休克的严重脓毒症患者。

第二节 急性重症胰腺炎

一、基本概念

急性胰腺炎(AP)是指多种病因引起的胰酶激活,以胰腺局部炎症反应为主要特征,伴或不伴有其他器官功能改变的疾病。临床上,大多数患者的病程呈自限性,20%～30%的患者病情凶险。总体病死率为 5%～10%。重症急性胰腺炎(SAP)是指急性胰腺炎伴有脏器功能障碍,或出现坏死、脓肿或假性囊肿等局部并发症者,或两者兼有。腹部体征:上腹部明显的压痛、反跳痛、肌紧张、腹胀、肠鸣音减弱或消失等,腹部包块,偶见腰肋部皮下瘀斑征(Grey-Turner 征)和脐周皮下瘀斑征(Cullen 征)。可以并发一个或多个脏器功能障碍,也可伴有严重的代谢功能紊乱,包括低钙血症(血钙≥1.87 mmoL/L)。增强 CT 为诊断胰腺坏死的最有效方法,B 超及腹腔穿刺对诊断有一定帮助。APACHEⅡ评分≥8 分。BalthazaCT 分级系统≥Ⅱ级。死亡率为 20%,伴有严重并发症的患者死亡率可高达 50%。

暴发性急性胰腺炎是重症急性胰腺炎的一个特殊类型,是指凡在起病 72 h 内经正规非手术治疗(包括充分液体复苏)仍出现脏器功能障碍,常继发腹腔间隔室综合征者。

二、常见病因

重症急性胰腺炎的病因较多,且存在地区差异。在确诊急性胰腺炎基础上,应尽可能明确其病因,并努力去除病因,以防复发。

1.胆道结石:近年来的研究表明,重症急性胰腺炎中有 70%是由胆道微小结石引起的,这种微小结石的成分主要是胆红素颗粒，其形成与肝硬化、胆汁淤积、溶血、酗酒、老龄等因素有关。微小结石的特点是：①大小不超过 3～4 mm，不易被 B 超发现；②胆红素颗粒的表面很不规则，一旦进入胰管，容易损伤胰管而引起炎症和感染；③结石的大小与急性胰腺炎的危险性成反比，微小结石引起的急性胰腺炎比大结石引起的急性胰腺炎更为严重。若临床上怀疑此病，可做急诊内镜逆行使胆管造影（ERCP）或十二指肠引流，将收集到的胆总管内的胆汁进行显微镜检查，即可明确诊断。

2.高脂血症：近年来高脂血症引起胰腺炎明显增多，尤其是体型肥胖伴有高血脂、脂肪肝和家族性高血脂病史的患者。目前认为高脂血症胰腺炎的发生与血胆固醇无关，而与血三酰甘油（TG）密切相关。血三酰甘油为 5.65～11.30 mmol/L，且血清呈乳状的胰腺炎称为高三酰甘油血症性胰腺炎。脂蛋白酶（LPL）是内、外源性脂肪代谢的关键酶，可将乳糜微粒和极低密度脂蛋白中的三酰甘油水解成甘油和脂肪酸，对血三酰甘油的清除起着重要作用。家族性 LPL 缺乏或家族性载脂蛋白 CⅡ（Apo CⅡ）缺乏可导致机体脂代谢障碍，引起血三酰甘油水平的增高。

3.酗酒或暴饮暴食：患者以男性青壮年为主，暴饮暴食和饮酒后，可因大量食物进入十二指肠、酒精刺激促胰液素和胆囊收缩素释放而使胰液分泌增加，进而引起乳头水肿和肝壶腹括约肌痉挛，最终导致重症急性胰腺炎发病。

4.其他病因：如壶腹乳头括约肌功能不良、药物和毒物、逆行性胰胆管造影（ERCP）后、十二指肠乳头旁憩室、外伤、高钙血症、腹部手术后、胰腺分裂、壶腹周围癌、腺癌、血管炎、感染（柯萨奇病毒、胆腺炎病毒、获得性免疫缺陷病毒、蚂虫症）、自身免疫（系统性红斑狼疮、干燥综合征）、α_1-抗胰蛋白酶缺乏症等。

三、发病机制

1.胰腺的自身消化：重症急性胰腺炎的发病机制主要是胰液对胰腺及其周围组织自身消化的结果。正常人腹液在体内不发生自身消化，是因为有几种防御机制：①胰管上皮有黏多糖保护层；②胰腺腺泡有特异的代谢功能，可阻止胰酶侵入细胞内；③进入胰腺的血流中有中和胰酶的物质等。此外，蛋白酶等大部分胰酶在分泌时以不激活的状态存在，即以酶原的形式存在，此时无自身消化作用。上述的正常防御功能遭到破坏，如胰管阻塞、刺激胰酶分泌的作用突然增加、感染的胆汁或十二指肠液侵入腺泡等因素，均可导致肺管内压增加、腺泡破裂，暴发性地释放出所有脂酶，包括蛋白酶、脂肪酶和淀粉酶等，从而造成了酶的自身消化。此外，在急性胰腺炎时许多酶系统也被激活：①胶原酶可使炎症扩散；②弹性硬蛋白酶可损害血管壁，引起出血；③蛋白水解酶复合体可使组织坏死进一步蔓延、扩散；④脂肪酶可以使脂肪组织（如肠系膜根部、小网膜囊、腹膜后间隙、肾床、主动脉两侧、盆腔等）形成脂肪坏死区，钙离子和坏死的脂肪结合形成皂化斑，这是血钙下降的原因之一。同时，胰腺本身的坏死组织分解融化后可产生血管活性物质，如血管舒缓素、激肽及前列腺素等，使周围血管张力降低，加上使胰周大量液体渗出、血容量锐减、血压下降均可进一步造成循环功能紊乱及肾脏损害。此外，坏死毒素中尚有心肌抑制因子和休克肺因子，可以引起心、肺功能的损害。各器官功能障碍还可涉及肝脏和中枢神经系统等，所有这些病变统称为“酶性休克”。

2.细胞因子在致病中的作用：炎性细胞因子在急性胰腺炎导致的全身性炎症中起重要作用。在急性胰腺炎中炎性细胞因子互相关联和累积，可导致血管渗漏、低血容量、多系统器官衰竭等危险的发生。研究证明，急性胰腺炎受损的胰腺组织作为抗原或炎症刺激物，激活了巨细胞而释放出炎症介质，造成细胞因子紊乱和免疫功能紊乱，很可能就是急性胰腺炎易于从局部病变迅速发展为全身炎症综合征（SIRS）及多系统器官衰竭的重要原因。2008年Perejaslov报道重症急性胰腺炎合并脓毒败血症的患者，其免疫功能及激素水平均发生变化，54.3％的患者因血中胰岛素和C肽减少而发生高血糖；47.3％的患者早期皮质醇含量增高，当合并脓毒败血症时，其中的67.3％患者出现皮质醇及T淋巴细胞活性下降，免疫应答细胞减少。脓毒败血症时补体系统的连锁反应可激活产生C3a、C4a、C5a等过敏毒素，这些毒素均使血管渗透性增加，促进细胞因子释放，TNF、IL-1、IL6、IL8和PAF等增多。因而认为检测血液中此类细胞因子的浓度，有助于判断胰腺病变的严重程度、病情的发展和预后等。与此同时，急性肺腺炎患者也存在一些保护性细胞因子和内生性细胞因子拮抗剂，主要有IL-2、IL-10、可溶性TNF受体（STNFR）和IL-1受体拮抗剂（IL-1ra），这些因子可用于治疗重症急性胰腺炎，减轻胰腺和其他脏器的损伤，缓解病情，改善预后，降低死亡率。

近年来人们注意到白细胞及其代谢产物，如细胞质、弹性蛋白酶等酶类物质和氮氧化合物等在加重胰腺的炎症反应中可能起到一定作用，可导致多系统并发症的发生，同时还注意到微循环障碍可能是引起胰腺坏死的重要因素。

四、临床特征

1.腹痛：腹痛是重症急性胰腺炎的主要临床表现之一，持续时间较长，如有渗出液扩散入腹腔内可致全腹痛。少数患者，尤其是年老体弱者可无腹痛或仅有轻微腹痛，对于这种无痛性重症急性胰腺炎应特别警惕，很容易漏诊。

2.黄疸：如黄疸呈进行性加重，又不能以急性胆管炎等胆道疾病来解释时，应考虑有重症急性胰腺炎的可能。

3.休克：常有不同程度的低血压或休克，休克既可逐渐出现，也可突然发生，甚至在夜间发生心源性猝死，或突然发生休克而死亡。部分患者可有心律不齐、心肌损害、心力衰竭等。

4.高热：在急性胰腺炎感染期，由于胰腺组织坏死，加之并发感染或形成胰腺脓肿，患者多有寒战、高热，进而演变为败血症或真菌感染。

5.呼吸异常：早期可有呼吸加快，但无明显痛苦，胸部体征不多，易被忽视。如治疗不及时，可发展为急性呼吸窘迫综合征。

6.神志改变：可并发性脑病，表现为反应迟钝、谵妄，甚至昏迷。

7.消化道出血：可并发呕血或便血。上消化道出血多由于急性胃黏膜病变或胃黏膜下多发性脓肿所致；下消化道出血多为胰腺坏死穿透横结肠所致。

8.腹水：合并腹水者几乎都为重症急性胰腺炎。腹水呈血性或脓性，腹水中的淀粉酶常升高。

9.皮肤黏膜出血：患者的血液可呈高凝状态，皮肤黏膜有出血倾向，常有血栓形成和局部循环障碍，严重者可出现弥散性血管内凝血（DIC）。

10.脐周及腰部皮肤表现：部分患者的脐周或腰部皮肤可出现蓝紫色斑，提示腹腔内有出血、坏死及血性腹水。脐周出现蓝紫色斑者称为Cullen征，腰部皮肤出现蓝紫色斑者则称为Grey-Turner征。

五、辅助检查

1.血、尿淀粉酶：一般急性胰腺炎患者的血、尿淀粉酶均呈3倍以上的升高，若在升高的基础上又突然明显降低，则提示预后不良。

2.血清正铁血红蛋白（MHA）、C反应蛋白（CRP）：当腹腔内有游离血液存在时，MHA可呈现阳性，有助于重症急性胰腺炎的诊断。坏死性出血性肠炎、肠系膜血管阻塞时也可以出现MHA阳性，应注意鉴别。发病72 h后CRP＞150 mg/L，提示胰腺组织坏死。

3.血常规、血气分析、生化指标：血常规WBC＞12.0×10^9/L，血气pH＜7.3，BE＜－3，伴发ARDS时氧分压＜60 mmHg，生化指标中乳酸＞2.0 mmol/L，低钙血症（血钙＜1.87 mmoL/L），伴发急性肾衰竭时Scr＞176.8 μmol/L，伴发凝血功能障碍时PT、APTT时间均延长。

4.腹部X线平片，如有十二指肠或小肠节段性扩张或右侧横结肠段充气梗阻，常提示有腹膜炎及肠麻痹的存在。前者称为警哨肠曲征，后者称为结肠切割征，多与重症急性胰腺炎有关。

5.B超：可发现胰腺明显肿大、边缘模糊、不规则、回声增强、不均匀等异常，胰腺中还可有小片状低回声区或无回声区。

6.CT：是诊断重症急性胰腺炎的重要手段，准确率可达60%～80%。可显示胰腺和腹膜后的图像。重症急性胰腺炎可见肾周围区消失、网膜囊和网膜脂肪变性、密度增厚、胸腔积液、腹水等病变。根据炎症的严重程度分级为A～E级。A级：正常胰腺。B级：胰腺实质改变，包括局部或弥漫的腺体增大。C级：胰腺实质及周围炎症改变，使胰周轻度渗出。D级：除C级外，胰周渗出显著，胰腺实质内或使胰周单个液体积聚。E级：广泛的胰腺内、外积液，包括胰腺和脂肪坏死、胰腺脓肿。D～E级：临床上为重症急性胰腺炎。

六、诊断思路

（一）诊断

具备急性胰腺炎的临床表现和生化改变，且具有下列之一者：局部并发症（胰腺坏死、假性囊肿、胰腺肿胀），器官衰竭；Ranson≥3，APACHEⅡ评分≥8，CT分级为D、E。

有助于重症急性胰腺炎的诊断：①有暴饮、暴食、外伤、手术、肾衰竭等诱导因素；②原有胆道疾患，突然发生持续性上腹部剧痛，并且血象和尿素氮明显升高，血钙低于正常；③凡病情危重、有黄疸和休克的急腹症，或原因不明的急腹症患者，都应做血、尿淀粉酶检查；对诊断不明的可疑病例，除常规进行B超检查外，尚需进一步做诊断性腹腔穿刺检查，如发现腹水为血性、无臭味，镜检主要成分为红细胞、正铁血红蛋白升高、多核细胞增多、涂片无细菌，腹水中的淀粉酶升高，则应考虑为重症急性胰腺炎；病情复杂、诊断不能明确的急腹症患者，经内科治疗后病情仍无好转，甚至恶化，则应在12～24 h内行急诊手术，通过剖腹探查明确诊断。

（二）并发症

1.全身并发症：包括ARDS、急性肾衰竭、心肌损伤、凝血功能障碍、膜性脑病、肠梗阻、消化道出血等。

2.局部并发症

（1）急性液体积聚：发生于病程早期，胰腺内或胰周或胰腺远隔间隙液体积聚，并缺乏完整包膜。

(2)胰腺坏死：增强 CT 检查提示无生命力的胰腺组织或胰周脂肪组织。

(3)假性囊肿：有完整非上皮性包膜包裹的液体积聚，内含胰腺分泌物、肉芽组织、纤维组织等。多发生于急性胰腺炎起病 4 周以后。

(4)胰腺脓肿：胰腺内或胰周的液体积聚，外周为纤维囊壁。

(三)鉴别诊断

1.急性胆囊炎、胆石症：急性胆囊炎、胆石症与重症急性胰腺炎有相似之处，但两者还是有明显的区别。急性胆囊炎、胆石症的疼痛多位于右上腹，并向右肩部放射，常有反复发作史，多伴有畏寒、发热、寒战及黄疸；而重症急性胰腺炎的疼痛多位于上腹部，疼痛较急性胆囊炎或胆石症更为剧烈，且向左侧腰部放射，疼痛一般不能被镇痛解痉剂所缓解。重症急性胰腺炎的血、尿淀粉酶常升高，而急性胆囊炎、胆石症患者的血、尿淀粉酶多正常，若为胆源性胰腺炎，临床上则更难鉴别，常在手术中方能明确诊断。

2.消化性溃疡急性穿孔：本病与急性胰腺炎的鉴别诊断比较困难，但典型的胃十二指肠溃疡穿孔患者多有慢性溃疡病史，穿孔前有时间长短不一的消化性溃疡发作症状，并且有突然出现的全腹痛，体格检查可发现腹壁呈板状腹，肝浊音界缩小或消失，肠鸣音消失，X 线检查可见膈下游离气体，血、尿淀粉酶正常，腹腔穿刺的抽出液内偶可见有食物残渣。

3.胆道蛔虫病：突然发病，多见于儿童及青壮年，上腹部剑突下钻顶样疼痛，疼痛的发作与缓解无规律性。主要临床特点为症状严重，但体征轻微，血、尿淀粉酶正常，若合并有急性胰腺炎，则淀粉酶可升高。

4.肠系膜血管栓塞：腹痛多位于中腹部，疼痛不如急性胰腺炎严重，但腹胀较急性胰腺炎明显，肠管坏死后腹痛可缓解或消失，有时伴有休克。

5.急性肠梗阻：常有剧烈的腹痛，并伴有呕吐，淀粉酶可升高，特别是高位绞窄性肠梗阻。肠梗阻患者腹痛的阵发性加剧较重症急性胰腺炎更为明显，腹痛时伴有肠鸣音亢进，呕吐后腹痛即可缓解。腹部检查可见肠型，腹部 X 线检查可见肠腔有多个气液平面。

6.急性肾绞痛：急性胰腺炎有时需与左肾及左输尿管结石相鉴别，由泌尿系统结石引起的肾绞痛多为阵发性绞痛，向会阴部放射，并合并有血尿、尿频、尿急、尿痛等尿路刺激症状。

7.心肌梗死：由于重症急性胰腺炎常有心血管系统的损害，心电图上也可出现心肌梗死样改变，故与冠状动脉粥样硬化性心脏病、心肌梗死的鉴别十分重要。心肌梗死多有冠心病史，胸前有压迫感和胸闷，心电图常有各种心肌梗死表现，肌酸磷酸激酶升高，多无急腹症表现。

七、救治方法

重症急性胰腺炎的诊治工作应尽可能在重症监护病房(ICU)中进行，并采取积极有效的措施，以阻止病情的进一步恶化，尽力挽救患者的生命。重症急性胰腺炎的治疗包括禁食，胃肠减压，止痛，补充水、电解质，纠正酸碱平衡失调，预防和控制感染，抑制胃液和胰液的分泌，器官功能维护，等等，必要时手术治疗。

1.液体复苏：发病早期重症急性胰腺炎患者常存在液体不足。方法：①在血流动力学监测指导下，进行液体复苏，早期达到复苏目标；②中心静脉压(CVP)8～12 mmHg；③平均动脉压＞65 mmHg；④尿量＞0.5 mL/(kg·h)；中心静脉或混合静脉血氧饱和度(SvO_2)＞0.70。若 CVP 达

8～12 mmHg，SvO_2＜0.70，则根据血红蛋白浓度，输注浓缩红细胞比容达 0.30 以上。若 SvO_2 仍然低于 0.70，则给予多巴酚丁胺以达到复苏目标；血管活性药物应用的指征：如果出现严重威胁生命的低血压，在积极液体复苏的同时，早期开始应用升压药；或者经过积极的液体复苏，平均动脉压仍然低于 60 mmHg 时用升压药。升压药首选去甲肾上腺素。

2.解疼镇痛：重症急性胰腺炎时的腹痛可使胰腺分泌增加，加重壶腹括约肌痉挛，使已存在的胰管或胆管内压力进一步升高。剧烈的腹痛还可引起或加重休克状态，甚至导致胰反射、心反射而发生猝死，因此，迅速而有效地缓解腹痛具有十分重要的意义。止痛的方法：麻醉药或患者控制麻醉法（PCA）、丁溴东莨菪碱、硫酸镁等。

3.酯酶抑制剂：加贝酯（FOY）为目前临床应用比较广泛的一种人工合成酯酶抑制剂，是从大豆中提取的小分子酯酶拮抗剂。对胰蛋白酶、缓激肽、纤维蛋白溶酶、磷脂酶 C、凝血酶、磷脂酶 A2 均有抑制作用，还有松弛壶腹括约肌、增加肝血流量、降低肺动脉压的作用，临床应用能缓解症状，降低死亡率。

4.生长抑素：生长抑素已广泛用于重症急性胰腺炎的治疗，它能改善临床症状、减少并发症、降低死亡率，对胰瘘和肠瘘也有较好的疗效。

5.预防和治疗感染：重症急性胰腺炎发生后感染率迅速上升，病情进一步加重，对此可常规使用有效的抗菌药物。对抗菌药物的选择应注意以下几点：①要能保持抗菌药物在血液、胰液和胰组织中的浓度，该浓度足以抑制引起胰腺感染的致病菌，也可预防和控制胰腺周围、肺、肝等处的感染；②要具有透过血-胰屏障的性能，一般来说，脂溶性高、亲水性小的抗生素比较容易透过血-胰屏障，能在胰液及胰腺组织内达到有效的高浓度，如头孢拉定、头孢噻肟，喹诺酮类的环丙沙星、氧氟沙星及甲硝唑、泰能等均属此类药物；③抗生素与血清蛋白结合率越低，游离抗生素的浓度越高，胰腺中药物的浓度也就越高；④抗生素的 pH 越高，其在胰腺组织中有效浓度就越高。

6.腹腔灌洗：属于非手术疗法，是抢救重症急性胰腺炎患者生命的重要措施，对缓解症状、控制感染和治疗多系统器官衰竭等严重并发症有良好的疗效。在施行灌洗治疗时有几点需要注意：①宜早不宜晚，应在确诊后 48 h 内进行，施行过晚炎性渗出物已在胰、肠之间形成了蜂窝样分隔，影响灌洗效果；②要充分，每次灌洗时患者须平卧，以便灌洗液充分流入腹腔各个部位，特别是结肠旁沟，可尽早、尽快地将含酶、含毒素的腹水及胰腺坏死碎屑冲洗干净，这对阻止病变发展、缓解病情十分重要；③根据血生化检测指标增减加入灌洗液中的电解质、抗生素、葡萄糖等，一般不加抗凝剂以免加重出血。

7.持续血液净化治疗适应证：①伴急性肾功能衰竭，或尿量＜0.5 mL/（kg・h）；②早期伴 2 个或 2 个以上器官功能障碍者；③早期高热（39 ℃以上），伴心动过速、呼吸急促，经一般处理效果不明显者；④伴严重水、电解质紊乱者；伴胰性脑病者，或毒性症状明显者。

8.机械通气和氧疗：所有患者入院后，均应在血气检查后进行氧疗。呼吸次数＞35 次/min，并且氧分压＞70 mmHg 或二氧化碳分压＞60 mmHg 的患者可以考虑机械通气。

9.中药治疗：早期应用通里攻下中药，如大承气汤等对多系统器官衰竭有一定的预防作用。通里攻下的中药如大黄等有恢复肠蠕动、保护肠黏膜屏障功能，能减少肠源性感染及肠源性内毒素血症的发生；大黄还具有减轻胰腺出血与坏死的程度、抑酶、抑菌、导泻、解除壶腹括约肌痉挛等作用。清热解毒及活血化瘀类中药则具有改善腹腔脏器的供血、减少炎性渗出、促进炎症消散及减少腺肿形成等作用。

10.CT 引导下经皮导管引流术：以往重症急性胰腺炎一旦发生感染，首选的治疗方法是手术治疗，但手术治疗的死亡率高，特别是在脓毒败血症合并多系统器官衰竭的情况下，手术的风险极大。因此，对此类患者行非手术治疗是一种重要的可供选择的方法，CT 引导下经皮导管引流术即为其中之一。患者发病后 24～48 h 内做增强 CT，以明确胰腺的坏死部位与面积；在 CT 引导下经腹腔放置 10～28 F 的导管，导管放置后先抽尽腹腔内的液体，然后用生理盐水或甲硝唑冲洗，尽可能把坏死的碎屑和渗出物冲洗干净，以后每 8 h 冲洗 1 次，必要时更换不同型号的引流管。当 24 h 引流量＜10 mL，CT 证实坏死无效腔已消失且无瘘管存在时即可拔管。本法治疗感染性重症急性胰腺炎安全有效，需患者与经治医师的耐心与信心。目前也采用 B 超引导下进行经皮穿刺引流，这种方法可能更为实用。

11.营养支持：重症急性胰腺炎患者可出现严重的代谢功能障碍，同时处于高代谢状态，蛋白质和热量的需要明显增多。肠内营养能使肠黏膜维持正常细胞结构和细胞间连接及绒毛高度，使肠黏膜的机械屏障不致受损，肠道固有菌群正常生长，维持了生物屏障作用；同时肠道菌丛正常生长，维持了肠道菌群的恒定，并有助于肠道细胞正常分泌 S-IgA。近年来有学者主张行早期肠内营养支持，发现重症急性胰腺炎发病 48～72 h 内行肠内营养是安全、可行的，并能防止脓毒症的发生。因此，在重症急性胰腺炎早期要努力恢复肠内功能，贯彻“如果肠内有功能，就应使用肠道”的原则。对于无法早期应用肠内营养的重症急性胰腺炎患者，早期行全胃肠外营养也是必要的。一般来说，完全胃肠外营养可为患者提供全面的营养素，达到早期营养支持的目的，在患者的水、电解质紊乱和酸碱平衡失调得到纠正后即可使用。静脉输注脂肪乳剂是安全的，但高脂血症(特别是高三酰甘油血症)者忌用。待患者胃肠活动功能恢复、腹胀消失后即可进行完全胃肠内营养。

12.胰腺假性囊肿的处理：急性胰腺炎后合并胰腺假性囊肿的患者中，有 25%～50%的囊肿可自行消失。但直径超过 5 cm、存在的时间在 6 周以上的假性囊肿可能会发生感染、出血、破裂等并发症，因此，应进行减压治疗。可在 B 超、CT 引导下进行穿刺引流，也可使用内镜进行囊肿-胃吻合术或囊肿-十二指肠吻合术，通过在假性囊肿和胃之间插入双面猪尾巴导管进行引流。3～4 周后复查 CT，如囊肿已闭合，即可拔除引流导管。如果 ERCP 中发现造影剂能进入假性囊肿内，说明囊肿与胰管是相通的，此时可通过主胰管把导丝插入囊肿内进行减压治疗，但此法有一定的难度和风险，可造成胰腺的继发感染与坏死等不良后果，须慎重使用。

13.手术治疗：早期采取以维护器官功能为目的的非手术治疗，无菌性坏死采用非手术治疗，胰腺和(或)胰周坏死合并感染宜行手术治疗。术中有限制地清除坏死组织，术后在胰周和腹膜后用双套管持续冲洗引流，尽量去除腹膜后坏死组织和渗出物。

八、最新进展

1.糖皮质激素：重症急性胰腺炎的发生与多种炎性介质有关，而核因子-κB(NF-κB)在调控炎性介质基因表达方面起着重要作用。NF-κB 的活化可能是重症急性胰腺炎重要的细胞内早期事件，糖皮质激素(地塞米松)抑制 NF-κB 活化，增加抑制蛋白 IKB 表达，继而可抑制炎症细胞因子的转录、合成，限制炎症反应。临床上大剂量激素作为非特异性治疗方法，在减轻全身炎性反应方面起到良好的效果。

2.高渗盐水：7.5%高渗盐水(HS)能提高机体血容量，改善微循环，增强心脏功能，改善血流动力学，减轻血管内皮细胞肿胀及肺泡内皮细胞肿胀，减少组织器官淤血和水肿，减轻全身炎症反应。

3.细胞因子和血管活化因子拮抗剂——来昔帕泛：可有效减轻症状，减少器官衰竭的发生，降低死亡率。

4.乌司他丁：对胰蛋白酶、α_2-糜蛋白酶、透明质酸酶等有抑制作用；能抑制炎性介质、溶酶体酶的释放，具有稳定溶酶体膜、清除氧自由基等作用，对轻型和重型胰腺炎均有较好的疗效，不良反应少。

5.钙通道阻断剂：维拉帕米、硝苯地平等具有扩张血管、改善胰腺血供、防止胰腺腺泡细胞钙超载而起保护作用。可阻止胰腺炎由轻型向重型的发展，限制胰腺坏死，改善急性胰腺炎的预后。

第五章 肝功能衰竭

肝脏是人体内最大的腺体,也是机体物质代谢中心,它参与体内大部分物质代谢的过程,同时具有对体内多种激素的灭活功能,也有解毒、防御和免疫功能。还有调节血流量的作用和在胆道参与下合成、分泌与排泄胆汁的功能。

肝功能衰竭(hepatic failure,HF)简称肝衰,是指严重肝功能不全的表现。血清胆红素<34 μmol,肝功能试验的血清酶结果比正常增加一倍以上。

第一节 肝衰的解剖学基础

一、肝结构功能的基本单位

肝脏的最基本结构单位是肝小叶,中心为中央静脉,肝实质细胞排列成索,从小叶的中心,即中央静脉放射状向小叶周围辐射。这种由双层肝细胞组成的肝细胞柱被肝血窦隔开。门静脉区则位于肝小叶的边沿部。

(一)肝窦

肝窦是静脉与肝动脉在肝内的最终汇合点,相当于血液流经肝脏的"管道",实际上就是肝脏内的毛细血管,只不过属于管壁上有孔的毛细血管。"管道"位于肝板之间,开关不规则,借肝板上的孔隙互相通连,成为网状。肝窦的血液流经中央静脉,汇集于肝静脉再入下腔静脉回心。肝血窦的内皮是由一层不连接的、相邻的内皮细胞组成,细胞与细胞之间有 0.1～0.5 μm 的间隙,内皮细胞上还有许多散在的窗孔,胞浆内细胞较少,但吞饮泡极为丰富。内皮下基层不连续、不完善、缺乏真正的基膜,血窦周围的网状纤维也不形成一个完整的基膜,因而肝窦与 Disse 腔呈开放式循环。肝血窦内皮细胞称 Kupffer 细胞,Kupffer 细胞与肝细胞之间的间隙即 Disse 腔。血液透过不完整的窦壁进入 Disse 腔与肝细胞直接接触,这样有利于肝脏对胆红素的摄取,以及血液与肝细胞间的物质交换。

(二)Kupffer 细胞

Kupffer 细胞体积较大,为形状不规则的星形细胞,核大而圆,胞质内有较多的线粒体、溶酶体,内质网和吞噬体。Kupffer 细胞有变形运动与活跃的吞噬能力。能够有效地对抗病毒、真菌、结核分枝杆菌和伤寒杆菌等。同时也能吞噬死亡的血细胞和组织碎片。Kupffer 细胞除能参与上述非特异性细胞免疫外,也参与特异性免疫,它能处理和加工抗原,形成抗原与核糖核酸复合物。

近年来,Kupffer 细胞的功能已日益被人们所重视。Kupffer 细胞虽仅占肝脏体积的 2%,却承受着机体网状内皮系统功能的 80%～90%。在维持机体内环境恒定方面起着相当重要的作用。很多资料表明,肝功能不全临床综合征的出现均直接或间接与 Kupffer 细胞功能衰竭所形成的内毒素血症有关。因此,肝功能不全的概念,应把肝功能不全视为肝实质细胞与 Kupffer 细胞功能严重障碍综合作用的结果。

二、肝细胞的亚微结构

电镜下肝细胞的胞浆内有许多微器官，如细胞核、线粒体、内质网、高尔基氏体、溶酶体，以及大量糖原颗粒、脂肪滴等。现认为微器官功能障碍及生物转换系统缺陷是大多数肝功能不全的基础。

每个肝细胞有三个接触面，即肝细胞与肝细胞接触面、肝细胞与胆小管的邻接面及肝细胞与肝血窦的邻接面。肝细胞彼此接触紧密，并有连结复合体桥粒和缝隙连接装置，肝细胞与胆小管之间的毛细胆管壁是由相邻的2～3个肝细胞的胞膜构成，管内有许多微绒毛，毛细胆管旁有圆形桥粒体：肝细胞与肝血窦邻接面有许多绒毛，这些短小众多的微绒毛伸入Disse腔内并浸入此间隙的血浆之中，以扩大肝细胞与血窦的接触面，这些微绒毛装置增加肝细胞与血窦接触面至少6倍之多，这对肝细胞与血液间进行充分的物质交换具有重要意义。在肝细胞受到损害时，肝窦面的细胞膜的微绒毛可以部分或全部消失，细胞膜发生破裂与细胞间隙沟通。细胞内容物流入扩大的Disse腔，进而流入血窦、血流。

(一)细胞膜

在电镜下可以清楚地看到细胞分为由蛋白质形成的内膜、外膜及由脂类成分组成的中层。细胞膜不仅是具有通透性质的半透膜，而且对物质交换具有选择的主动性，例如细胞内钾离子高于细胞外，而细胞外钠离子却又高于细胞内。细胞需要的葡萄糖、氨基酸、脂肪酸也可由细胞外进入细胞内。细胞膜之所以具有这种对物质的主动选择，可能是由于细胞膜上酶的特殊作用及所谓存在“动力泵”的作用。

细胞膜还有一种特殊的“类阿米巴”活动，它既可以把接近细胞表面的液体滴“吞饮”，也可以把接近细胞表面的大分子固体物质“吞噬”。被细胞吞饮和吞噬的物质陷入细胞质内即被溶酶体消化。

(二)线粒体

肝细胞质内含很多线粒体，一般人类肝细胞中的线粒体不少于1000～2000个。线粒体相当于肝细胞的“能量供应站”，哪里的细胞代谢旺盛，哪里线粒体就多。线粒体本身不仅生产ATP以提供能量，至少还含有70多种酶和辅酶。线粒体的主要功能为：①因含有丰富的酶，对食物进行彻底氧化，并合成ATP释放能量，因此线粒体被认为是进行三羧酸循环的主要场所。②线粒体对缺氧、中毒、温度、代谢、pH及渗透压等都十分敏感。当肝细胞损害时，线粒体首先做出反应，即使是肝细胞轻度损害早期，亦可快速反应出谷丙转氨酶活力升高。线粒体在缺氧、中毒或某些致病因子作用下可发生肿胀、破裂、融合或消失。因此，有人称线粒体是肝细胞受到损害最为敏感的指示器。③线粒体还起输送细胞质内代谢产物的作用。

(三)内质网

内质网属微粒体，分粗面与光面两种。粗面内质网含有丰富的核糖核酸，在制造蛋白质过程中起重要作用。粗面内质网可以利用线粒体提供的ATP制造自身蛋白，所以粗面内质网也被认为是合成蛋白质的场所。此外，粗面内质网还相当于管道的运输，例如细胞核内的遗传信息可借助内质网进入细胞质，各种蛋白分子及各种酶亦借此而传递至细胞膜。内质网的膜上除蛋白质外，还有各种酶类，如葡萄糖-6-磷酸酶、二磷酸吡啶核苷酸酶、细胞色素C还原酶等。

光面内质网内含有许多微粒，也有丰富的酶如葡糖醛酸转移酶，是结合直接胆红素形成的部位，也是体内合成胆固醇与去毒作用酶的重要场所。内质网也最能反映肝细胞的损害及其程度。

（四）溶酶体

溶酶体内有许多在酸性 pH 中起作用的水解酶类，这些酶在正常情况下往往不具活性，但在病理情况下，溶酶体膜被破坏以后，酶溢出至细胞质，导致细胞溶解坏死。溶酶体和高尔基小体共同承担着各种代谢产物、色素产物的吞噬、聚集、运输和排泄，所以有人把它称作“清洁工”。

溶酶体在肝细胞内的作用是运输与消化某些代谢产物，甚至是衰老的细胞器，如线粒体等。因此，有人把溶酶体、高尔基氏小体与毛细胆管微绒毛三者合称为“胆汁分泌装置”。

第二节　肝脏的生理功能

肝脏是维持生命必不可少的重要器官。它几乎参与体内的一切代谢过程，如物质代谢、排泄、解毒等，故有“物质代谢中枢”之称。因为胃肠道吸收的各种营养物质，如蛋白质、碳水化合物、脂肪、维生素等，或有害的毒物、毒素等都要经过肝脏来处理。了解肝脏生理功能，对于正确认识肝病的内部变化及外部表现十分重要，也是正确认识各种功能试验所必需的。

一、代谢功能

食物被消化后，经门静脉系统进入肝脏进行代谢。

（一）糖代谢

肝脏参与糖代谢过程，主要是糖原合成与分解及糖原异生，以调节机体血糖浓度的相对恒定。肝脏有较强的糖原合成及分解能力。正常人血中葡萄糖浓度在空腹时为 3.9～5.6 mmol/L。当进食后，肠道消化吸收大量糖类（葡萄糖、果糖、半乳糖）入血后，使血糖浓度迅速升高，并通过门静脉血流到达肝脏。肝细胞摄取各种糖，合成肝糖原并贮存在肝细胞内，使血糖浓度降至正常水平。肝内糖原贮存量可达肝重量的 5％～6％。当血糖浓度降低时（如饥饿），肝脏利用肝内丰富的葡萄糖磷酸酶等，将肝糖原分解成葡萄糖，以补充血糖，从而防止血糖浓度的降低。如糖供应不足，肝糖原贮备减少时，肝脏可以通过糖原异生作用，利用一些非糖物质，如蛋白质、脂肪等转变为糖原，来保证在糖的来源不足的情况下仍能使血糖浓度维持一定水平。

由于肝脏在维持血糖浓度相对稳定中起着重要作用，当肝功能受到严重损害糖代谢功能受到影响时，血糖正常浓度则难以维持稳定，故进食后易出现一过性高血糖，饥饿时又易发生低血糖。

（二）脂肪代谢

肝脏对脂肪类物质吸收和代谢起着重要作用，它包括脂肪的分解、合成、转化成其他物质等。当肝脏发生病变后，可引起脂肪代谢紊乱。肝脏分泌的胆汁含胆汁酸盐，它具有较强的乳化作用，可促进脂肪的消化及吸收。当肝脏损害时，肝细胞分泌胆汁减少，则可出现消化不良、脂肪泻、厌油腻食物等症状。

肝脏能氧化脂肪酸，产生酮体，酮体由血液运至肝外组织氧化分解，为肝外组织提供部分能量。

肝脏的脂肪转化及类脂代谢非常活跃。血浆中的磷脂、胆固醇及胆固醇酯主要来源于肝脏。肝脏向血液输送脂蛋白供给组织利用。当肝脏功能受损时，合成磷脂与脂蛋白的能力降低，肝内脂肪不能及时运出，导致肝中脂肪沉积而形成脂肪肝，从而影响肝功能。故对肝病患者应给予低脂饮食，并适当补充胆碱类食物或药物，促进磷脂合成，以利肝中脂肪的输出，防止发生脂肪肝。

(三)蛋白质代谢

肝脏在人体蛋白合成和分解代谢中,起着重要的作用。肝脏除了合成本身的蛋白质外,还是合成血浆蛋白的主要场所。血浆白蛋白、纤维蛋白和凝血酶原,全部在肝脏内合成。某些血浆球蛋白亦由肝脏产生。血浆白蛋白是体内各种组织合成蛋白质的原料,又是维持血液胶体渗透压的主要因素。由于肝脏是血浆白蛋白合成的唯一场所,当肝功能损害时,血浆白蛋白浓度降低,血液胶体渗透压降低,使水分在组织或皮下滞留,患者出现水肿或腹水。正常人血浆白蛋白(A)和球蛋白(G)之和(即血浆蛋白质总量)为60～80 g/L,二者之比(即A/G值)为(1.5～2.5)∶1。当肝功能受到严重损害时,血浆白蛋白减少,而来自肝外组织的球蛋白可增加,从而引起A/G比值下降,甚至倒置。

肝脏也是蛋白质分解代谢的重要场所,它含有许多与蛋白质分解代谢的有关酶类。肝脏特别富含转氨酶(如谷-丙转氨酶)及脱氨基酶、脱羧酶等。这些酶能催化氨基酸的转氨基、脱氨基、脱羧基作用。所以肝内氨基酸分解代谢十分活跃。当肝脏病变时,肝细胞膜的通透性增加,或因肝细胞的破坏,可致谷-丙转氨酶大量进入血液,于是血液中谷-丙转氨酶活性升高。临床常以血清谷-丙转氨酸升高作为肝脏病变的诊断指标。肝脏不仅利用氨基酸合成蛋白质,还可利用糖、脂肪转化为蛋白质,以保持体内蛋白质的平衡。

肝脏中含有尿素合成酶系,所以肝脏是合成尿素的重要器官,体内的氨,主要是氨基酸脱氨时及肠道内细菌分解含氮物质时所产生。氨是一种有毒的代谢产物,可由肝脏合成尿素而解毒,当肝功能衰竭时,肝细胞利用氨合成尿素的能力减退,就容易使血氨浓度增高,而引起肝性脑病。

(四)维生素代谢

肝脏对维生素的吸收、贮存、代谢具有重要作用。维生素A、K、B_1、B_{12}等,都在肝脏内贮存,并直接参与维生素的代谢过程。肝脏所分泌的胆汁酸盐能促进脂溶性维生素的吸收。胆道阻塞时,会引起脂溶性维生素的吸收障碍。肝脏可将胡萝卜素转变为维生素A并加以贮存,可将维生素K转变为凝血酶原。肝功能降低时可因维生素K吸收障碍而引起凝血时间延长,发生出血现象。B族维生素在肝脏内形成各种辅酶,参与各种物质代谢。如维生素B_1构成脱羧酶的辅酶,参与糖代谢。肝胆系统产生疾病时,可产生维生素的吸收、贮存、代谢障碍,从而出现一系列临床症状。

(五)激素代谢

激素是体内各种内分泌腺所分泌的一类化学物质,它在神经系统的影响下参与调节体内的物质代谢过程,许多激素在肝脏经过处理后失去活性,使各种激素的生成与灭活处于相对平衡状态之中。如雌激素、醛固酮可在肝内与葡糖醛酸结合,结合后即失去活性,垂体后分泌的抗利尿激素也在肝内被水解灭活。当肝脏有病变时,由于肝脏对激素的灭活功能降低,使雌激素在体内蓄积,而引起性征改变,如男性乳房发育。雌激素又可使小动脉扩张,故患者出现肝掌、蜘蛛痣。醛固酮和抗利尿激素灭活障碍,可引起水钠在体内潴留,甚至引起水肿。

二、排泄功能

胆汁是肝细胞分泌的一种体液,它既作为消化液,在脂类的消化吸收过程中起促进作用,又作为一种排泄液,将体内某些代谢产物及生物转产物(如胆固醇、胆汁酸、胆红素和药物等)输送至肠道,随粪便排出。所以胆汁排泌是机体清除代谢产物的途径之一。肝脏每日合成和排出胆汁500～1000 mL。

肝脏在胆红素代谢中的作用，包括在肝细胞对胆红素的摄取、结合和排泄三个过程。血液中的间接胆红素被肝细胞摄取，进入细胞内并输送到内质网与葡糖醛酸结合，形成直接胆红素。直接胆红素在肝细胞内经高尔基体转运排入毛细胆管，随胆汁经胆管入肠腔。在肠腔内分解成葡糖醛酸和胆红素，胆红素受肠道内的细菌作用还原成无色的胆素原。大部分胆素原随粪便排出体外，经空气氧化，变成棕黄色的粪胆素，使粪便呈黄棕色。当胆道梗阻时，因结合胆红素不能排入肠道，不能形成胆素原，因而粪便可呈灰白色。

正常生理情况下，肠腔有10%～20%的胆素原由肠道再吸收经门静脉回到肝脏，其大部分又随胆汁经胆道流回肠腔，这一过程称为胆素原的肠肝循环；小部分随大循环进入肾脏，自尿中排出，在空气中被氧化成棕黄色的尿胆素，使尿液呈浅黄色。

胆汁是肝细胞的分泌物，又是排泄物，胆汁的作用主要是帮助脂肪乳化，有利于脂肪的消化；胆盐并可与脂肪酸结合，形成水溶性复合物，促进脂肪酸的吸收。维生素A、D、E及K均需在肠道内胆盐的作用下成为水溶性才能吸收。铁和钙的吸收，激素和有害物质的排泄，也需有胆盐存在。因此，胆汁的生成及排泄是肝脏的主要功能之一。

三、解毒功能

人体内的分解代谢产物中，有些具有毒性，要经过肝脏处理，使毒物成为无毒的或溶解度较大的物质，再随胆汁或尿液排出体外。如蛋白质代谢中产生的氨，在肝脏中变成为无毒的尿素，经肾脏排出。肝脏的解毒方式有氧化、结合、水解、还原等。

（一）氧化解毒

肝细胞含有生物氧化酶系，有毒的物质可在肝脏被氧化而解毒。如乙醇在肝内氧化为乙醛、乙酸，最后氧化成二氧化碳和水，食入的蛋白质如未被消化，在肠腔内的细菌作用下可生成有毒的化合物，如组胺、酪胺、苯乙胺等，吸收后入肝脏，经肝中胺氧化酶的催化，先后被氧化成醛及氨。氨大部分在肝脏中合成尿素；当肝功能严重受损时，胺类不能在肝内氧化及合成尿素，而引起肝性脑病。

（二）结合解毒

肝细胞富含各种酶类，一些有毒物质经过氧化、还原、水解，在酶的催化下与体内一些化合物或基团结合而解毒。参与结合解毒的物质很多。如葡糖醛酸、硫酸、甘氨酸、谷氨酸、乙酰辅酶A等。凡是含有羟基、羧基或在体内氧化成羟基或羧基的有毒物质，在酶的作用下，均可与葡糖醛酸进行结合，结合后其毒性降低，且易排出体外。许多类固醇激素含有羟基，胆红素含有羧基，它们都能与葡糖醛酸相结合，增强水溶性，然后随尿或胆汁排出。醇、酚和芳胺类化合物，可在酶的作用下与硫酸结合而解毒。苯环上有氨基的化合物，可在肝内与乙酰辅酶A进行反应，使该物质被乙酰化。如磺胺类药物在体内生成乙酰化合物，由尿排出。有些带有苯环的酸不能在体内完全氧化，可在肝内与甘氨酸结合，如苯甲酸在肝脏内与甘氨酸结合生成马尿酸，通过肾脏排泄。

通过肝脏的各种解毒方式，机体在一般情况下不会因为毒物的产生或进入体内而中毒，但是肝脏的解毒作用是有一定限度的。如果毒物进入体内过多，超过了肝脏解毒的能力，就会发生中毒现象。镇静剂、安眠药等多在肝中解毒，所以在临床上当肝功能障碍、解毒功能降低时，使用上述药物应特别慎重。

四、凝血功能

肝脏是合成凝血因子的重要脏器，故重型病毒性肝炎、活动性肝硬化、慢性活动型肝炎及其他原因引起的肝脏严重损害，或严重阻塞性黄疸时，可有不同程度的出血倾向。

在正常情况下，当血管损伤时，凝血酶原激活物形成，在 Ca^{2+} 的参与下，催化血浆凝血酶原转变为凝血酶，在凝血酶催化下使纤维蛋白原转变为纤维蛋白，同时激活血中某些凝血因子，随即形成血凝块，从而止血；而凝血因子合成于肝脏。如凝血因子Ⅰ、Ⅱ、Ⅴ、Ⅶ、Ⅸ、Ⅹ均是在肝脏内合成，而Ⅰ、Ⅶ、Ⅸ、Ⅹ的合成有赖于维生素 K 的摄取、吸收和利用，故称为维生素 K 依赖凝血因子。当肝脏缺乏维生素 K 时，不能合成凝血酶原等凝血因子，而肠道无胆盐时，维生素 K 便不能吸收入肝。当肝脏严重损害时，即使有维生素 K 也不能合成凝血酶原等凝血因子，故给肝外胆道阻塞者注射维生素 K，能使凝血酶原显著提高，这对于鉴别肝细胞性与肝外阻塞性黄疸有参考价值。

五、造血功能

胚胎时期的肝脏具有造血功能，成人的肝在正常状态下不能制造血细胞，但可形成血液内一些重要成分，如纤维蛋白原、凝血酶原。此外，肝脏可产生抗恶性贫血因子及促红细胞生成素原，还贮存参与造血的重要物质，如铁、铜及维生素 B_{12}、叶酸等。铁是合成血红蛋白不可缺少的成分；铜是合成血红蛋白必不可少的催化剂；维生素 B_{12}、叶酸可促进红细胞的发育和成熟，故肝病患者亦可发生不同类型的贫血。

另外，肝脏本身贮存大量血液，在紧急出血时能输出相当数量的血液，以维持循环血量的平衡。

第三节　肝衰的病理生理学基础

一、概述

肝脏具有极大的储备能力，主要表现在肝细胞旺盛、活跃的再生能力。肝细胞具有迅速核分裂能力，最终使失去的肝细胞恢复到原有的肝细胞数。实验证明，切除大鼠中叶与左叶肝(为肝重量的 68%)后，10～20 d 即逐渐恢复到原来的肝脏重量。据报道，人的肝脏在大部切除后 70 d 就可以恢复到原来大小。

在肝脏受到严重损害(如急性重型肝炎)时，肝细胞的再生反应受到抑制，常导致暴发性肝衰。一般而言，长期反复的肝细胞坏死，只有在剩余肝细胞无再生能力时才发生纤维增生反应。因此，只有损害比较严重而且广泛(一次或长期反复损害)，同时肝脏再生能力又受到抑制的情况下才会发生明显的代谢、分泌、合成、解毒与屏障功能障碍，机体出现黄疸、出血、腹水、肝性脑病等临床综合征，此种情况称为肝功能不全。肝功能衰竭是肝功能不全的进一步发展与终末表现，主要表现为肝昏迷与功能性肾衰竭。近年来很多资料表明，肝功能不全临床综合征的出现均直接或间接与 Kupffcr 细胞功能衰竭所形成的内毒素血症有关。因此，肝功能不全的现代概念把肝功能不全视为肝实质细胞与 Kupffcr 细胞功能严重障碍综合作用的结果。

二、肝实质细胞功能障碍

(一)物质代谢障碍

1.低血糖症:急性重型肝炎时常见低血糖。其发生机理可能是由于大量肝细胞坏死使肝内糖原储备锐减,由于内质网上的葡萄糖-6-磷酸酶受到破坏,使残存的少量肝糖原也不能分解为葡萄糖所致。严重肝病时常因低血糖而诱发昏迷。

2.低白蛋白血症:肝脏是人体合成和分解蛋白质的主要器官,也是血浆内蛋白质的重要来源。血浆白蛋白受肝脏合成、分解、释放等因素的调节。在慢性重症肝炎和肝硬化时,由于有效肝细胞总数的减少和肝细胞代谢的障碍,所以白蛋白合成可减少一半或一半以上。以致出现低白蛋白血症,它与肝病的水肿和腹水形成有关。

3.低血钾症:肝功障碍时肝细胞对醛固酮的灭活能力减弱,血内醛固酮水平增高;严重肝病时腹水形成,致使有效循环量减少,引起醛固酮分泌增加,钾随尿排出增多。低血钾症和由此引起的代谢性碱中毒在诱发肝性脑病中均有一定作用。

4.低钠血症:水潴留往往是形成稀释性低钠血症的重要原因。利尿障碍可能与肝病时有效循环血量减少而引起的抗利尿激素分泌增多及抗利尿激素灭活障碍有关。在严重肝病时长期营养不良、细胞分解代谢增强,蛋白质在分解代谢中释出钾,以致细胞内处于低渗状态,这时细胞外液钠进入细胞内,引起低钠血症。在低钠血症的情况下,细胞分解代谢增强,分解产物增多,使肝性脑病加重。由于细胞外液渗透压过低,水分进入脑细胞,引起脑细胞水肿,中枢神经系统功能发生障碍。

(一)胆红素代谢障碍

凡能严重损害肝细胞的因素均可引起黄疸。在肝功能不全发病过程中常因肝脏血流量减少、缺氧及内毒素血症等因素诱发或加重肝细胞性黄疸。由于肝细胞膜和细胞器的损伤,肝细胞对胆红素的摄取、结合和排泄发生障碍,其中排泄功能受损最为严重,往往导致胆汁瘀积。中毒性肝损伤、缺氧、内毒素、雌激素、氯丙嗪等都可引起 Na^+、K^+-ATP 酶的功能失调,减少 Na^+ 梯度,减少胆汁酸的摄入或其他和钠偶联物质的分泌,从而引起肝内胆汁淤积。

(三)凝血障碍

正常情况下,凝血与抗凝血系统保持着动态平衡,若平衡失调则发生出血或血栓形成。肝脏在这一平衡的正常调节中起着重要作用:①肝脏几乎制造全部凝血因子;②清除活化的凝血因子,否则血管内会发生凝血;③制造纤溶酶原,以清除由隐伏凝血产生的纤维蛋白;④制造抗纤溶酶,以免发生过度的纤维蛋白溶解;⑤清除血循环中的纤溶酶原激活物,否则会引起过度的纤维蛋白溶解。因此,严重肝病均伴有凝血和(或)纤维蛋白溶解异常,而出现出血倾向或出血。

(四)生物转化功能障碍

体内物质代谢中产生的各种生物活性物质、代谢终末产物,特别是来自肠道的毒性分解产物(如氨、胺类、酚类等),以及由外界进入体内的各种异物(药物、毒物等),机体或将其直接排出体外,或先经生物转化作用(氧化、还原、水解、结合等反应)将其转变为水溶性物质,从肾脏排出。肝脏在生物转化中居核心地位。肝病时还可因血液灌流的改变而使药物或毒物代谢发生异常。如肝硬化时,肝血流量明显减少,同时又由于侧支循环,62%的肠系膜血液因侧支循环而被分流,使门脉血中的药物或毒物逃脱细胞的代谢。由于肝病损害了肝脏代谢药物的能力,不少药物在血中生物半衰期延长。此外,严重肝病时,血浆蛋白减少,药物同血浆蛋白结合率降低,使药物在体内的分布、代谢或排泄也发生改变。

总之，肝病损伤了肝脏代谢药物的能力，药物在体内的代谢过程发生改变，增加了药物的毒性作用，易发生药物中毒。从肠道吸收而来的代谢产物不能被转化，蓄积于体内而发生机体中毒。

（五）肾功能障碍

正常人通过肾小球滤过的 Na^+ 与水，约 99% 以上被肾小管重吸收，只有近 1% 从尿中排出。若肾小球滤过率和肾小管重吸收率保持正常比例，就不致发生 Na^+、水潴留，这称为球-管平衡。在肝功不全时，肾小球滤过率降低的同时，肾小管的重吸收增加，使球-管失衡，导致 Na^+、水在体内潴留，为腹水的形成提供了条件。

第四节 肝衰的病因、病理与发病机理

一、病因

引起急性肝衰最常见的原因是急性和亚急性重症病毒性肝炎，其次为药物性肝炎（扑热息痛、异烟肼、氟烷等）、中毒性肝炎、妊娠急性脂肪肝、Reye 综合征等。慢性肝衰多见于各种类型肝硬化的失代偿期和肝癌的晚期。

关于急性和慢性肝衰的病因学研究，近年来有很大的进展。日益增多的临床与流行病学观察结果说明病程是按乙型病毒性肝炎-慢性活动性肝炎-肝硬化-肝癌次序发展的。对药物引起肝损伤而发生黄疸，过去只注意到药物引起的急性或亚急性肝炎与肝内胆汁淤积，而对可能导致慢性肝炎认识不足，近年发现，若干药物还可引起慢性活动性肝炎和肝硬化。据统计，药物引起的严重肝实质损害几乎占急性肝功能不全病例的 30%，居第二位。酒精性肝病在多数西方国家发病率甚高。慢性酒精中毒可引起脂肪肝、酒精中毒性肝炎与肝硬化。以往认为酒精引起的肝损伤，是由于同时存在的营养不良所致。现已确知，酒精对肝脏有直接的毒性作用，能使肝细胞发生亚细胞结构的改变。随着临床研究与实践的不断深入，人们对营养与某些肝病有着内在联系有所认识，目前趋向于否认营养缺乏的致病作用，而视为条件性因素。

二、病理

急性肝衰竭病理可分三种类型：①急性水肿型，以严重的弥漫性肝细胞肿胀为主，细胞相互挤压呈多边形，小叶结构紊乱，小叶中有多数大小不等的坏死灶，肿胀的肝细胞间有明显的毛细胆管淤胆。②急性坏死型，有广泛的肝坏死，该处肝细胞消失，遗留网织支架。肝窦充血，有中性、单核淋巴细胞及大量吞噬细胞浸润，部分残存的网状结构中可见胆管内有胆汁积聚。③亚急性型，可见新旧不等的大片坏死和桥形坏死，网织支架塌陷，有明显汇管区集中现象，可见大量增生的胆管和淤胆，残存肝细胞增生成团，呈假小叶样结构。慢性肝衰的病理为：在慢性肝病变的背景上，有大块或亚大块坏死者。

三、发病机理

肝衰的发病机理错综复杂，迄今尚未完全阐明。现仅对肝细胞坏死的机理简述如下。

(一)免疫应答反应

肝炎病毒本身并不直接导致肝细胞坏死,而主要是病理性免疫应答引起的。如乙型肝炎病毒(HBV)感染机体后在细胞内复制增殖,一方面将病毒及各种抗原成分释放入血,另一方面被感染的肝细胞表面表达出乙型肝炎表面抗原(HBsAg)、乙型肝炎核心抗原(HBcAg)及自身肝特异性膜脂蛋白(LSP)抗原。这些抗原刺激机体产生相应抗体与致敏 T 细胞,通过Ⅰ、Ⅱ、Ⅲ、Ⅳ型变态反应,造成肝细胞坏死。所以暴发型肝炎(FVH)是机体对 HBV 的异常强烈免疫应答所致。

(二)肿瘤坏死因子(TNF)的作用

患者血清中的免疫复合物能诱发肝脏 Kupffer 细胞产生 TNF,TNF 可直接杀伤已转化或已感染 HBV 的肝细胞。国内学者研究发现,重症肝炎患者血清 TNF 含量和内毒素诱导末梢血单核 TNF 活性明显增加,高胆红素血症、内毒素血症及继发感染和死亡患者,TNF 增高更突出。

(三)肝脏微循环障碍

微循环障碍为多种严重疾患的病理过程。肝衰患者全身及肝内均有微循环障碍。其原因一方面是由免疫复合物激发的 Arthus 反应所致;另一方面肝内微血栓的作用也不容忽视。另外,急性肝衰患者血浆中血栓素 B_2(TXB_2)明显升高,亦可能是引起微循环障碍的重要原因。有人报告,用 654-2 及前列环素(PGL)可以防止半乳糖胺引起的肝坏死,可能与改善微循环有关。

第五节　肝衰竭的临床表现

一、急性肝衰竭的临床表现

急性肝衰竭(AHF)患者原无慢性肝病,主要表现为黄疸迅速加深,进行性神志改变,直到昏迷,并有出血倾向。患者一般情况较差,全身疲乏无力,精神萎靡,表情淡漠,嗜睡或烦躁不安,不思饮食,恶心,呕吐,腹胀,多数患者有低热。肝昏迷时,可出现肝臭。具体表现分别叙述如下。

(一)出血

肝衰竭时,凝血因子合成减少。当肝细胞大量坏死时,释放凝血活酶样物质。此外,肝炎病毒或抗原抗体复合物,均可引起微血管内皮损伤,激活Ⅻ因子,启动凝血系统,导致弥漫性血管内凝血。如有继发性纤溶,则出血更为严重。有时肝衰竭合并急性胃黏膜病变,常见消化道出血。

(二)并发感染

急性肝衰竭患者血浆内有一种抑制因子,它可以抑制中性粒细胞磷酸戊糖途径的代谢活力,从而抑制中性粒细胞吞噬和杀灭细菌的能力。同时,急性肝衰竭时补体减少,细胞免疫功能低下,因此易并发感染。临床上以呼吸道与尿路感染多见。

(三)内毒素血症

急性肝衰竭时,肝脏单核巨噬细胞系统功能减退,内毒素进入体循环,造成内毒素血症,进而激活凝血系统,释放血管活性物质,如组胺、5-羟色胺等。另外,内毒素还可直接刺激肾上腺体质,释放儿茶酚胺。同时,内毒素还可使肾素-血管紧张素系统活性增强,并提高血管对儿茶酚胺的敏感性,从而导致肾功能衰竭、消耗性凝血障碍、胃肠道出血等。

(四)急性胰腺炎

急性重症肝炎患者尸检发现，约有30%并发出血性坏死性胰腺炎。发生的原因可能与病毒的直接作用、肾上腺皮质激素的应用及利尿剂的应用等有关。

(五)肺部病变

急性肝衰竭患者可发生多种肺部病变，如肺部感染、肺不张等。病变原因有机体抵抗力下降及昏迷患者呼吸道分泌物潴留。另外，急性肝衰竭患者肺水肿的发生率异常增加，这往往与毛细血管通透性增加、低蛋白血症和不恰当的输液有关。

(六)低蛋白血症

急性肝衰竭患者，肝细胞大量坏死及肝细胞的粗面内质网遭受破坏，合成白蛋白的功能降低。但由于白蛋白在体内的半衰期为2周，故患者在起病2周内恢复或死亡时，人血白蛋白浓度可仍属正常。白蛋白降低可致血浆胶体渗透压下降，从而发生组织水肿或腹水、胸腔积液等。

(七)腹水

腹水大多数出现在发病10 d以后，发生率为20%～30%，多数为漏出液，少数为渗出液，亦有中间型腹水者。腹水形成的可能因素有：急性门静脉高压，血浆胶体渗透压降低，内分泌因素，肾有效循环血容量不足，肾小球滤过率降低，水钠潴留，输液补钠过多，等等。

(八)黄疸

黄疸进行性加深是其特点。急性肝衰竭患者肝细胞大量坏死，肝功能减退，绝大多数患者出现黄疸。但少数患者起病急骤，病程短，进展快，短时间发生死亡者也有不出现黄疸或轻度黄疸者。

(九)水、电解质紊乱与酸碱失衡

1.水代谢紊乱：①呕吐、腹泻、禁食、持续静脉输入高渗葡萄糖等，可引起失水；②急性肝衰竭时脑干功能紊乱，导致血管运动中枢功能衰竭，对血容量不足的反应敏感，导致水潴留；③由于肾功能不全，肝脏对垂体后叶抗利尿激素的灭活作用降低及大量输注葡萄糖，亦可发生水潴留；④输液过多可导致脑水肿与稀释性低钠血症。

2.低钾血症：钾盐摄入少，大量补充葡萄糖及应用利尿剂与激素等，而发生低钾血症。

3.低钠血症：病程后期易发生稀释性低钠血症。如持续存在而难以纠正者预后不良。

4.酸碱失衡：早期由于换气过度，而发生呼吸性碱中毒；中期由于严重的低钾血症，引起代谢性碱中毒，碱中毒可增加氨的毒性作用；后期由于肾功能衰竭可发生代谢性酸中毒。

二、慢性肝衰竭的临床表现

慢性肝衰竭(cHF)病情进展较慢，病程较长，往往在原有肝病的基础上出现黄疸、腹水及肝性脑病等。但无论是急性还是慢性肝衰竭，后期的许多临床表现往往是相同的，可参考急性肝衰竭的临床表现。

第六节　肝衰竭的诊断与鉴别诊断

一、肝衰竭的诊断

肝衰竭分急性肝衰竭和慢性肝衰竭两种，其诊断标准如下。

（一）急性肝衰竭

1.原来无慢性肝病，患者起病，8 周内进入昏迷，病理改变为肝细胞大量坏死、空泡变性。

2.临床特点为黄疸迅速加深，进行性神志改变，严重的消化道症状，极度乏力，明显的出血，肝功能异常，凝血酶原时间延长及合并肾衰竭等。

3.肝性脑病时，血氨可以升高或正常。

（二）慢性肝衰竭

在原有慢性肝病（如慢性活动性肝炎、肝硬化等）的基础上出现黄疸、腹水或不同程度的肝性脑病。其临床症状可持续存在或反复波动数月至数年。其他表现同急性肝衰竭。

二、肝衰竭的鉴别诊断

（一）急性黄疸型肝炎

急性黄疸型肝炎常误诊为急性肝衰竭。但前者乏力轻，黄疸持续时间短。消化道症状也轻，持续时间短。凝血酶原时间变化不大。血浆氨基酸谱、血清过氧化脂质有助于鉴别，必要时做肝活检鉴别。

（二）感染性疾病

许多全身感染，如肺炎链球菌肺炎、败血症、伤寒、钩端螺旋体病等都可有黄疸、肝功能异常，严重者有神志改变。但上述疾病皆有原发病特点，结合病原学检查、血清学检查及血尿培养等可以鉴别。

（三）心源性肝硬化

心力衰竭，尤其是右心衰时肝脏瘀血，肝细胞缺氧，引起肝细胞变性、小叶中央缺血性肝细胞损害，临床上出现肝脏肿大、sGPT 升高、黄疸。但患者肝脏显著肿大，肝颈静脉反流征阳性，待心衰得到控制后，临床表现及肝功即可很快好转。

（四）急性白血病和恶性组织细胞病

两病均有不同程度的发热、出血、贫血、肝脾肿大，累及中枢神经系统时可出现恶心、呕吐、嗜睡等症状。但白血病时，血象检查多数有白细胞增多，血中有幼稚型白细胞为重要诊断依据。骨髓象显示白血病的原始细胞。恶性组织细胞病则需要多次骨髓象及淋巴结活检加以鉴别。

（五）精神分裂症

急性肝衰竭常有精神、行为异常，且可在无明显黄疸时发生，故可被误诊为精神病。但精神分裂症有既往史，主要症状为精神、思维障碍，行为异常，患者意识清楚，智力良好，无感染症状，肝功能检查正常。

(六)狂犬病

狂犬病有低热、食欲减退、恶心、烦躁不安、精神失常等症状,需与急性肝衰加以鉴别。但本病有被犬、猫动物咬伤或抓伤史。特征性的症状有恐水、怕风、全身抽搐等。肝功基本正常,很少出现黄疸等肝衰征象。

(七)妊娠急性脂肪肝

妊娠急性脂肪肝又称妊娠期急性黄色肝萎缩,为孕期发生的一种最严重肝脏疾患。本病常于妊娠晚期 30～38 周发病;常突然发生恶心、呕吐,伴上腹部疼痛;患者有明显的黄疸、凝血机制障碍、昏迷等,可并发 DIC、呕吐咖啡样液体或便血;肝组织活检可以鉴别。

第七节　肝衰竭的治疗

肝衰竭患者病情重、进展快、变化多、病情复杂、病死率高。治疗原则应是早期诊断、早期治疗、预防性治疗。即抓重点,兼顾全面综合性治疗,以促进肝细胞再生,恢复机体内环境的平衡,等待病情恢复为目的。尽可能去除病因,禁用一切镇静剂,严格控制蛋白质的摄入等。

一、补液疗法

保证热量的供给,防止水电解质紊乱及酸碱失衡。输液不宜过多,一般应少于 1500 mL/d。有腹水者 1000～1200 mL/d,或尿量+500 mL。

二、支链氨基酸疗法

支链氨基酸的作用在于:①纠正支链氨基酸/芳香族氨基酸(BCAA/AAA)的比例失调,防治肝昏迷;②有利于血浆及白蛋白的利用:③其中的门冬氨酸与氨结合形成门冬酰胺,有解除氨中毒作用;④其中的鸟氨酸和精氨酸可加速鸟氨酸循环,有利于保护肝细胞功能及脱氨作用。用法:六合氨基酸或 6-氨基酸-520 每日 250～500 ml,加等量 10%葡萄糖液静脉滴注。待患者苏醒后改为 14-氨基酸-800,注意长期应用可引起新的氨基酸平衡失调。

三、鲜血、血浆及白蛋白

鲜血、血浆含有多种凝血因子及免疫因子,可防止机体消耗。纠正负氮平衡,提高渗透压、促进利尿,减轻脑水肿,纠正低蛋白血症,增强抗感染能力。其用量视病情及药源情况而定。

四、胰高血糖素-胰岛素(G-I)疗法

G-I 疗法的作用是:①促进肝细胞再生。胰高血糖素作用于肝细胞腺苷酸环化酶,使肝细胞核内某些组蛋白解除对脱氧核糖核酸(DNA)合成障碍的作用,促进 DNA 及蛋白的合成,有利于肝细胞的再生。而胰岛素有促进线粒体产生三磷酸腺苷(ATP)的作用,对促进肝细胞的再生亦有重要作用。②G-I 与血浆或白蛋白并用可改善氨基酸代谢,有助于改善并维持 BCAA/AAA 比值。③改善高氨血症。用法:胰高血糖素 1～2 mg、胰岛素 10～20 U 加于 10%葡萄糖液 500 mL 内静脉滴注,1 次/d,疗程一般 10～14 d。

五、抗病毒治疗

急性肝衰竭大多数由肝炎病毒所致。因此抗病毒是治疗的重要组成部分。目前抗病毒药物主要选用干扰素和阿糖腺苷，或两种药物联合应用。它们有抑制病毒增殖和抗体产生，增加巨噬细胞功能及激活杀伤细胞等作用。推荐剂量和用法为：干扰素 3×10^6 U/d，肌注，7～10 d 为一疗程。阿糖腺苷 10 mg/(kg・d)，肌注，共用 7 d，以后减量至 5 mg/(L・d)，18～21 d 为一疗程。干扰素中以 α-重组干扰素效果最佳。

六、免疫调控治疗

此疗法可防止肝细胞坏死，促进肝细胞新生。胸腺素在重建 T 细胞功能上有重要意义。晚近有报告该药还有抑制乙肝病毒复制的作用。用法：20 mg 加入 10%葡萄糖液中静脉滴注，1 次/d，10～20 d 为一疗程。对黄疸急剧加深，肝性脑病Ⅰ一Ⅲ度，肝脏未明显缩小，有脑水肿征象者可早期应用泼尼龙 10～15 mg/d，或地塞米松 5～10 mg/d 静脉滴注，连用 3～5 d。见效则停用，病情恶化也不再应用。采取这种早期、短疗程的用药方法，既可以发挥其治疗作用又避免激素诱发出血和感染的副作用。

七、山莨菪碱

该药治疗急性肝衰竭，国内已积累了若干资料，绝大多数疗效可靠。其院于 1979～1990 年在常规治疗的基础上加用山莨菪碱治疗重症肝炎 109 例，有效率为 65.13%，对照组为 39.58%，两组对比有非常显著差异($P<0.01$)。用法：654－2 40～80 mg 加于 10%葡萄糖液或低分子右旋糖酐 250～500 mL 静脉滴入，1～2 次/d。烦躁不安者静脉滴注东莨菪碱 0.6～1.2 mg，1～2 次/d。病情缓解后用 654－2 或莨菪浸膏片口服。该药有改善微循环、对抗乙酰胆碱、调节免疫功能等作用。

八、前列腺素 E1

前列腺素 E1(PGE1)具有保护肝细胞、稳定溶酶体和防止肝细胞坏死的作用。还能调节环磷酸腺苷(cAMP)/环磷酸鸟苷(cGMP)比例，有利于调整机体免疫应答，抑制血小板聚集及改善微循环作用。还有增加食欲、改善肝功能和促进黄疸和腹水消退的作用。用法：PGE1100 μg/d 加于 10%葡萄糖液 250～500 mL 缓慢静滴，以后可逐渐增加至 150～200 μg/d，10～30 d 为一疗程。滴注过程中可产生一过性发热、腹痛、腹泻、呕吐等副作用。

九、出血的治疗

急性肝衰并发出血的原因主要是肝脏合成凝血因子减少及 DIC 等。腔道出血以消化道常见。一旦有出血倾向，可采用下列措施：①维生素 K，可促进Ⅱ、Ⅶ、Ⅸ、Ⅹ因子合成。用法：20～60 μg/d，加入 5%葡萄糖盐水 250 mL 静滴。②消化道出血者口服或静脉注射西咪替丁，0.2～0.4 g/次，3 次/d。对正在出血的患者剂量加倍。③补充凝血因子、输注鲜血或鲜血浆，亦可应用凝血酶原复合物或凝血酶等。④为预防 DIC 的发生，可静脉滴注丹参注射液、低分子右旋糖酐及潘生丁等。若已发生 DIC 应及时应用肝素，成人剂量为每次 1 mg/kg，加于 5%葡萄糖液或生理盐水 100 mL 静滴，以后根据试管法凝血时间 4～6 h 重复使用。病情好转后减量或停用。肝素过量时，可用等量鱼精蛋白对抗。

十、自发性细菌性腹膜炎的治疗

肝衰竭患者机体抵抗力低下和肝脏的灭活机能减退，容易发生自发性腹膜炎（SPB）。其诊断标准为：①出现发热、腹痛及脐部压痛、反跳痛等腹膜刺激征；②凡腹水白细胞$>0.5\times10^9$/L，中性粒细胞（PMN）>0.5，腹水培养有致病菌生长或涂片阳性者可确诊；③凡腹水白细胞$>0.3\times10^9$/L，PMN>0.5，结合临床表现，亦可诊断；④凡腹水白细胞$>0.3\times10^9$/L，PMN>0.25，即使无临床表现，可视为细菌腹水征，应高度怀疑 SPB，并按 SBP 治疗。

治疗原则是早期、正确、合理使用抗生素，局部引流减轻炎症反应，加强支持疗法维持重要脏器功能。具体措施如下。

（一）积极控制感染、合理使用抗生素

1.使用针对性强的抗生素：最好根据细菌培养、药物敏感试验及治疗反应选择用药。在细菌培养结果未报告之前，应选择对革兰氏阴性（G－）杆菌有效的抗生素，同时兼顾革兰氏阳性（G＋）球菌及厌氧菌。目前多采用头孢呋辛、头孢噻肟、头孢氧哌嗪联合阿米卡星或哌拉西林或氨基糖苷类抗生素。因为 SBP 腹水中常分离出能产生β-内酰胺酶的菌株，故国外有人提出短期联合应用阿莫西林和棒酸治疗。用法：阿莫西林 1 g 加棒酸 0.2 g，4 次/d。对 G＋球菌首选药物仍然是青霉素，G＋对耐药金葡菌可用氯唑西林、磷霉素、万古霉素等。厌氧菌感染可用甲硝唑或克林霉素治疗。霉菌感染可用两性霉素 B，氟胞嘧啶、咪康唑和酮康唑等治疗。

2.剂量足、疗程长：尤其在疾病初期抗生素的剂量要足，且以静脉用药为主。疗程不宜短于两周，停药过早极易复发。

3.全身与局部用药相结合：在全身用药的同时可腹腔内注入抗生素，使腹腔内迅速达到并保持较高的抗菌浓度，以利于炎症的迅速控制。局部用药有氯霉素 0.5 g、庆大霉素 8 万 U、卡那霉素 0.5 g、青霉素 80 万 U，可以选择其中两种，每日或隔日 1 次。小剂量抗生素往往被大量腹水稀释而达不到有效的抗菌浓度，可采用先放腹水并增加剂量的用药方法提高疗效。

（二）局部引流与腹腔灌洗

为了减轻炎症刺激与毒素的吸收，可每日或隔日放腹水 1 次。每次放腹水 1～2 L，术后注入抗生素，并裹以腹带，待腹水恢复为漏出液为止。有人通过对比发现在综合治疗的基础上加腹腔灌洗疗法可明显提高 SBP 的治愈率，降低病死率。

（三）支持疗法

为维持重要脏器功能，提高机体的抗病能力，必须加强支持疗法，如输入新鲜血液、血浆、白蛋白等。此外，还必须注意防止和消除内毒素血症，防止 Kupffer 细胞的进一步损害。具体措施有：①减少内毒素的产生和吸收，可口服不吸收的抗生素，如新霉素、巴龙霉素等；②刺激网状内皮系统、加速内毒素的消除，可使用免疫调节剂，如胸腺素、转移因子、辅酶 Q 等；③对抗内毒素治疗，消胆胺不仅能使肠道胆盐减少，抑制内毒素的吸收，还具有对抗内毒素的作用，可用于内毒素血症的治疗。多粘菌素 B 能改变脂糖的理化特性，并沉着于内毒素的膜性受体上，起竞争抑制作用，具有抗内毒素的作用。乳果糖或头孢菌素等也可用于内毒素血症的治疗。

十一、胎肝细胞悬液的应用

胎儿肝脏含有大量的造血细胞和增殖能力强、代谢活跃的肝细胞。超微结构发现，胎肝细胞内含有高尔基体、粗面内质网、线粒体和各种生物转化酶，可起到正常成人肝细胞的新陈代谢功能。

胎肝细胞悬液中含有肝细胞再生因子，是一种热稳定性蛋白多肽，其作用具有器官特异性而无种属特异性，可促进肝细胞 DNA 合成增加，促使肝细胞再生。此外，肝细胞悬液可改善 Kupffer 细胞功能，增强对肠源性内毒素的清除，从而防止内毒素对肝细胞的损害和内毒素血症的发生。胎肝细胞悬液还具有抗脂质过氧化作用的非特异性免疫增强作用。另外，胎肝细胞悬液，还含有丰富的锌元素、支链氨基酸，均有利于肝衰的治疗。用法：静脉注射，1～2 h 滴完，每周 1～2 次，每一疗程 4～6 次。

第六章　创伤及其救治

第一节　创伤的分类

与严重创伤的评分不同，严重创伤分类的目的在于采用科学的方法，迅速缓解大量伤员与救治力量有限的矛盾，科学安排伤员救治的轻重缓急，以确保危重伤员得到优先救治，整个治疗过程井然有序。对于各种创伤，可以采用伤部、伤因、伤型及伤情 4 者相结合的分类方法，这样既可以明确诊断，也能表明损伤的严重程度。

一、按受伤部位分类

按解剖生理关系，可以把人体分成 8 个部位，每个部位损伤有它各自的特点。

1.颅脑部：包括眉间、眶上缘、鄂弓、外耳道、乳突尖到枕骨粗隆连线以上的部位。由完整而坚硬的颅骨与人体最重要而又最脆弱的脑组织组成。颅骨未损坏的伤员，可以出现脑震荡、脑挫伤，并可合并颅内出血；颅骨有破坏的伤员，一般有颅内出血和较重的脑挫裂伤，可立即威胁到伤员的生命，应抓紧时间治疗。硬脑膜是防御感染的主要屏障，脑实质对细菌感染的耐受力也较强，因此在伤后 48～72 h 进行清创有时仍可达到满意效果。

2.颌面颈部：面部的表面划分是自鼻根起向两侧沿眶上缘上边至耳前、颞颌关节处，沿下颌骨下缘相接于颌的联合处。颈的表面为自胸骨柄上缘正中点沿锁骨上缘向两侧延伸，与前后腋线的延长线相交，沿斜方肌的上缘向内侧相接于第 7 颈椎棘突。它既是人体外貌的外露和表情部分，又是各特殊感觉器官和呼吸、饮食、语言等重要功能的集中表现部位。创伤一方面可以造成一种或几种器官，如脑、眼、耳、鼻等的同时损伤和功能障碍，甚至威胁到伤员生命。同时伤后颌面部留下的残疾可能给伤员造成巨大的心理障碍。这部分创伤最好由神经外科、眼科、耳鼻喉科、口腔科和普通外科的医生联合救治。

3.胸部：上界与颈部相连；两侧由腋前、后皱襞与肩峰的连线与上肢相连；下界由胸骨剑突、肋下缘到第 8 肋间相连；后面由两侧第 8 肋间连线通过第 11 肋到第 1 腰椎中点的连线与腹部相连接。胸廓外形的完整和胸腔内的负压维持机体呼吸与循环功能。因此，胸壁的破坏或变形及胸腔被血、气压缩都可以立即造成心肺功能的紊乱。所以胸壁伤与胸腔伤有同等的重要性，都应按重伤员对待。

4.腹部：上界与胸部相连，下界从耻骨联合上缘顺腹股沟韧带沿髂前上棘、髂骨到臂骨上缘。腹部脏器众多，创伤的主要危险是内出血造成的休克和内脏破裂造成的腹膜炎，两者均可致命。因此，只要发现有内脏损伤，原则上都必须进行探查与有效的手术处理。

5.骨盆部：上界为腹部，前下包括外阴与会阴部。由耻骨联合下缘向外连线到股骨大粗隆上缘，向后沿臀下皱到会阴部。集泌尿生殖与消化系统末端于一体。特点是有骨性盆壁保护盆腔脏器，但在骨盆骨折时除有大量出血外也可继发或伴有内脏损伤。特别是部分泌尿生殖器和消化道末端同时遭受创伤，可引起严重污染。

6.脊柱脊髓部：解剖范围相当于棘突全部及邻近部位。创伤引起的最大问题是造成不同平面和不同范围的截瘫或偏瘫，能致终身残疾。救治时必须防止附加损害。

7.上肢：上端与胸部相连，可分成肩、上臂、前臂与手 4 个部分，是人体生活和工作的主要运动器官，其特点是功能灵活，损伤的机会较多。治疗上肢创伤时要把重点放在恢复功能上。

8.下肢：上端与骨盆部连接，分大腿、小腿与足部 3 个部分。其功能是移动身体与负重。伤后多需卧床治疗，治疗期长。治疗重点应使行动和负重功能恢复。

二、按致伤原因分类

1.刺伤：因锐器，如刺刀、剪刀、铁钉、钢丝等所致的组织损伤，其特点是伤口小而深，有时可以刺入深部体腔而皮肤仅有很小的伤口。刺伤内脏时可以引起体腔内脏大量出血和(或)穿孔。刺入心脏，可迅速致死。

2.火器伤：为常规武器战伤，是以火药为动力的武器致伤。

(1)枪弹伤：由各种枪支所发射的弹丸所致的组织损伤。根据枪弹的速度不同，可以分为以下 3 类。

低速：366 m/s 以下，如一般的手枪子弹。

中速：367～762 m/s，如一般的卡宾枪和冲锋枪子弹。

高速：763 m/s 以上，如部分步枪子弹。子弹之所以具有致伤力是因为它具有动能，而子弹动能的大小又与它飞行速度的平方成正比。

当低速子弹穿入组织时，作用力沿着弹道的轴线前进，直接离断、撕裂和击穿弹道上的组织，形成一个伤道。而高速子弹贯穿组织时，不仅有前冲力，而且还有侧冲力，具有一定的向四周扩散的能量和速度，因而迫使伤道周围组织迅速向四周压缩和移位，形成比子弹大数倍甚至数十倍的椭圆形空腔，称暂时空腔，存在时间极短，约为数毫秒，其内压力有时可达 100 个大气压以上。子弹穿过后空腔很快缩小，留下一残存伤道，即临床上常见的伤道内充满失活组织、血液、血块、异物等。从病理学上可以将高速弹伤后的伤道及伤道周围组织分成以下 3 个区。

1)原发伤道：投射物直接损伤组织所造成的损伤区域，其中充满失活组织、异物、污染物、血液和渗出液等。

2)挫伤区：紧靠原发伤道，为直接遭受挫伤的区域。此区的损伤范围在伤后数小时内不易判定，一般需要在 2～3 天后出现明显的炎症分界时才能分清。依受伤程度，可以发生部分或全部坏死，继而脱落，因而使原发伤道扩大，通常要比原发伤道大数倍。由坏死组织脱落后所形成的伤道称为继发伤道。

3)震荡区：挫伤区之外是震荡区，其范围大小与传至组织的能量多少有关。震荡区的主要病变是血循环障碍及其所引起的后果。因为此区内的组织并未直接遭受投射物的打击，伤后短时间内又看不出显著的变化，数小时后才出现不同程度的血液循环障碍，如充血、淤血、出血、血栓形成、渗出和水肿等。血栓形成可导致组织坏死。水肿可以压迫周围的组织，从而引起局部缺氧和坏死。震荡区的血液循环障碍为战伤感染的发生提供了条件。

以上 3 个区域并无明确的界限，并可能犬牙交错，因具体条件不同，损伤的范围和病变的发展过程也不尽相同，有的早期就可以愈合，有的却发生进行性坏死和感染。

最近的一些资料表明，某些高能撞击伤，如高速车祸所致的软组织伤的创面组织病理改变与枪弹伤的某些病理改变有相似之处。因此，了解高速枪弹伤伤道的病理特点对于和平、战时高能创伤时局部创面的处理十分有益。

(2)弹片伤：炸弹、炮弹、手榴弹、地雷、水雷、鱼雷、常规弹头导弹等爆炸后的弹片向外飞散杀伤人体所致的损伤。在现代战争中弹片伤的比例大于枪弹伤。

弹片伤所造成的周围伤道组织挫伤区随伤员距离爆炸中心远近而有轻重之分，但弹片爆炸时带入伤道的泥土等污染较枪弹伤更为严重，而且常为多处弹片致伤，伤道复杂。据一组其战争中200例钢珠弹伤的资料统计，总共体表伤口有2800处，平均每人14处受伤，最多者达318处。第4次中东战争，主要表现为坦克战，阿方使用前苏制反坦克火箭，以方则发射美制“转眼”武器，因而使得49%的伤员发生了主要以金属碎片所致的多发伤，而这种损伤在以往战争中是少见的。因此，高速弹片伤具有以下特点：在战时多，伤情复杂，易于漏诊、误诊。

(3)冲击伤：冲击伤是指冲击波作用于人体造成的各种损伤，多为烈性炸药、瓦斯、空气燃烧弹或核武器爆炸时产生的压力波击中体表后释放能量所致。典型冲击伤的特点是多发性听器与内脏损伤(以心、肺、胃肠道为主)，而体表常完好无损。冲击伤的伤情与实际所受的压力值密切相关。一般认为，压力值越高，伤情越严重。在冲击波的作用下，人体心肺和听器最易受损。临床上所见的爆震伤主要指空气冲击波和水下冲击波直接作用人体造成的损伤。另外，在冲击波通过固体传导使人体致伤或因冲击波的抛掷及其他间接作用引起的损伤虽然也属于冲击伤范围，但不把它叫作爆震伤。在战时，冲击伤见于原子弹、炸弹爆炸附近的损伤，平时则偶见于化工厂、矿井的爆炸事故等。冲击伤与一般创伤的区别在于它具有多处受伤、外轻内重及伤情发展迅速等临床特点。

3.挤压伤和挤压综合征：肌肉丰富的四肢、躯干受重物较长时间的重压(1 h以上)所致的损伤。如伤员四肢被挤压，受伤部位明显肿胀者称四肢挤压伤。如胸部受挤压后胸腔内压力骤然升高，心腔和胸腔内大静脉受压，上腔静脉内的血液向头、颈部逆流，由于这些静脉无静脉瓣，就使小静脉和毛细血管内的压力骤然升高而破裂出血，在面、颈、肩和上胸部皮下、球结膜和颊黏膜等处出现广泛性瘀斑和出血点，这种情况临床上又称为创伤性窒息。如挤压伤后出现受压部位肿胀，并伴有肌红蛋白尿及高钾血症的急性肾衰竭，称为挤压综合征。挤压伤和挤压综合征平时多见于地震、房屋倒塌、建筑事故等。

4.撕裂伤：因钝物打击所致皮肤、软组织撕裂，常有明显的外出血，伤口周围组织有挫裂。

5.撕脱伤：指高速旋转的机轮和马达纽带等将大片头皮撕脱或四肢皮肤皮下组织与深筋膜肌肉剥脱分离。脱离的组织常失去活力而深层组织则损伤较轻。有时皮下广泛撕脱而皮肤表面却很完整，这种现象应当引起重视。

6.钝挫伤：为钝性物打击后表面皮肤尚完整，而深部体腔却可能损伤严重。如腹部钝挫伤时腹壁无伤口，而腹腔内脏却发生破裂出血或穿孔等。

7.扭伤：外力作用于关节，使其发生过度扭转，引起关节、韧带、肌腱等损伤，严重者可以发生断裂。常出现皮肤青紫、疼痛、肿胀和关节活动功能障碍。

8.其他损伤：如烧伤、冻伤等。

三、按受伤类型分类

1.按创伤有无伤口分类，可分为闭合伤和开放伤两类。

(1)闭合伤：皮肤保持完整，表面并无伤口。闭合伤伤情不一定很轻，其难点在于难以确定有无体腔脏器损伤。如胸部闭合伤，可以引起胸内器官损伤，造成肺破裂、血胸、气胸；如颅脑闭合伤，可以发生脑挫裂伤和颅内血肿。

(2)开放伤：皮肤完整性遭破坏，有外出血，受伤时细菌侵入，感染机会多，如刺伤、撕裂伤等。也可同时有内脏或深部组织损伤。火器性损伤均为开放伤。

2.火器伤按伤道形态分类可以分成贯通伤、非贯通伤、切线伤和反跳伤4种。

3.按体腔是否穿透分类，即按颅腔、胸腔、腹腔、脊髓腔及关节等创伤中的硬脑膜、胸膜、腹膜等是否被穿透，可以分成穿透伤和非穿透伤。

四、按损伤严重程度分类

1.轻伤：没有重要脏器的损伤，不影响生命，无须住院治疗者，如小的挫伤或裂伤、小的单纯性骨折。10%以内的无碍行动的1度烧伤(面部、手部、会阴部除外)。

2.中等伤：一般无生命危险，但可在一段时间内失去生活、工作和战斗能力，治愈时间较长，治愈后可能留有功能障碍。如广泛的软组织挫伤、上肢的开放性骨折、肢体挤压伤、创伤性截肢及一般的腹腔脏器损伤等。

3.重伤：重要脏器或部位伤，伤势严重，有生命危险或发生严重并发症的危险而需要紧急治疗的伤员。部分伤员早期既不能耐受手术，也不宜转运。治愈时间较长，治愈后可能留有严重残废。如严重休克、内脏伤、大面积Ⅲ度烧伤、呼吸道阻塞及开放性气胸等。

4.极重度伤：伤员伤情危重，生命垂危，存活希望极小。如心脏和主动脉破裂。

第二节　创伤救治原则

对创伤患者实施快速有效和合理的急救处理，不仅可以最大限度地挽救伤员生命，而且可以减轻伤残，更有利于恢复受伤机体的生理机能。最好的创伤救治是从现场急救开始的，但由于创伤发生突然，可涉及机体任何部位，形式多样，复杂多变，严重度不一，给救治带来困难。面对创伤，如何在第一时间给予合理救治，需要掌握基本的急救处理原则。

一、察看现场脱离险境

创伤现场时常处于危险状态，给救援人员和伤员的生命构成危险。不注意事发现场的安全程度，盲目救援，就有可能造成不必要的伤亡。因此，救援人员到达现场后，要首先查看和分析救治场所的安全状况。如果没有危险因素，应就地抢救伤员，稳定其病情；如果现场安全性差，应想法将伤员移至安全场所，再实施救治。救治中应注意自身和伤员的安全。

二、迅速评估病情、分清轻重缓急

开始急救时，首先观察伤员的生命体征，如神志、呼吸、气道通畅程度、脉搏、肢体活动状况等；重点察看威胁生命的创伤，如大出血、活动性出血、开放性头胸腹部创伤等；只要情况许可，就应做全面的体检，以发现隐含的危及生命的创伤，如腹腔盆腔内大出血等，力争在最短时间内分清病情的轻重缓急。

为了避免创伤查体时发生疏漏，急诊急救（创伤）医师应牢记美国 Freeland 等建议的"CRASHPLAN"

C：Cardiac（心脏）；

R：Respiratory（呼吸）；

A：Abdomen（腹部）；

S：Spine（脊柱）；

H：Head（头部）；

P：Pelvis（骨盆）；

L：Limb（四肢）；

A：Arteries（动脉）；

N：Nerves（神经）。

三、急救与呼救并重

现场救援者应根据伤员的数量和创伤的严重程度，在实施急救的同时，迅速向创伤急救中心或相关医疗机构发出求救，以得到更多的医护人员参与急救，使更多伤员在第一时间获得有效救治。

四、先救命后治伤

救治创伤的第一目的是挽救伤员的生命，因此应优先抢救危及伤员生命的心脏、呼吸骤停、窒息、大出血、开放性或张力性气胸等。急救早期不忘 ABC，即开放气道、人工呼吸、循环支持。待伤员生命稳定后，再处理其他创伤，以利恢复其生理功能。

五、先重伤后轻伤

在创伤急救的实践中证明，先处理危及生命，或有可能危及生命的创伤，先救重伤员，能最大限度地挽救更多伤员的生命。在处理完严重创伤和重伤员后，再处理轻伤和病情轻的伤员。

六、先止血后包扎

出血能致命，未给伤口进行有效的止血就先包扎伤口，常达不到止血的目的，尤其是较大血管或动脉的出血，更难止血。不适当的包扎还会掩盖伤口的出血状态，从而延误救治。另外，对头部、胸部、腹部等部位的开放性伤口应通过适当包扎使之成为闭合性伤口；有多处伤口时，包扎依次为头部、胸部、腹部、四肢。

七、急救操作迅速平稳有效

现场救治伤员时，时间就是生命，要求各种抢救操作快速到位，尤其翻转体位、开放气道，人工呼吸，电击除颤等。由于伤员病情的复杂性、严重性和不确定性，不平稳的操作会导致伤情加重或造成新的创伤，因此，无论抢救环境条件多么差，救治难度多么大，各种抢救操作必须平稳有效。

八、先抢救后固定再搬运

有些伤员需要搬运转入医院进一步救治，对这类伤员应先通过急救稳定病情，再对受伤的肢体或躯干(特别是颈部和脊柱脊髓损伤)进行适当固定，最大限度地避免搬运中发生呼吸循环衰竭和创伤加重的可能。

九、快速转运重伤员

研究表明，快速将重伤员转运到条件较好的医院实施进一步救治可明显提高存活率，降低伤残率。因此，只要条件许可，应采用最快速的转运方案将伤员送到高水平医院救治。在复杂地形和偏远地区，直升机空中转运被认为是最佳转运方案。

十、医护与转运同行

重伤员在转运途中，需医护人员时刻关注病情变化，进行必要的救治。

第三节　创伤严重程度的评估

创伤严重程度的评估是采用客观指标，对受伤伤员的伤情进行评价，使临床医生在处理创伤时，能对创伤的程度做出统一的评定，它有利于对创伤严重程度进行分类、治疗及预测伤员的预后。

由于引起创伤的因素千差万别，加之受伤者本身机体反应的个体差异，因此，目前尚没有一种评估方法能够对不同原因、不同致伤部位及不同致伤阶段的伤情进行全面的评估。20 世纪 60 年代末 70 年代初，一种称为“创伤评分系统”(Trauma scoring system)的概念在国外兴起，并得以迅速发展。它是以分数来表示，可对伤员的预后和治疗效果进行定量评价，以及对群体伤员进行可靠的比较。他们的理论基础有的是来源于解剖学，有些则是根据伤员的生理紊乱来表示预后。先后曾采用的评分系统有“创伤简明定级标准(AIS)”“创伤严重程度记分法(ISS)”“创伤指数(TI)”“改良创伤评分系统(RTS)”“损伤严重特征系统(ASCOT)”及 CRAMS 记分法等。其中 AIS 与 ISS 主要在急诊室和医院使用，而 TI 与 CRAMS 等主要用于抢救现场和救护车上。本节概略介绍 AIS、ISS 及 CRAMS 评分法。

一、创伤简明定级标准

此标准由美国医学会(AMA)、汽车医学安全委员会(AAAM)及汽车工程师协会(SAE)等共同组织制定。它是以解剖学损伤为基础的损伤严重程度评级方法，自 1969 年制定以来已多次更改，使其更加完善而符合实际伤情评定的要求。前一段时间它的最新版本 AIS-90 已出版发行。尽管按其标准创伤严重程度可分为9级，但在具体评价时主要还是采用0～5个定级标准，因AIS的6～9级已属于致死性创伤范围(24 h内死亡)，再详细的评定实属不必要。以腹部创伤为例：0级，没有损伤；1级，轻伤(如腹壁撕裂伤)；2级，中度损伤(如肾挫伤)；3级，严重而无生命危险的损伤(如中度脾撕裂伤)；4级，严重而有生命危险的损伤(如十二指肠破裂伤)；5级，极严重损伤(如广泛的肝破裂)。

AIS的优点在于它的原则性与实用性。第一，它以解剖学损伤为依据，这样伤员的每一种损伤便只有一个AIS评分，而在以生理学参数为依据的评价中，由于伤员生理状况的变化，可以使伤员出现多个不同的损伤等级；第二，AIS只评定伤情本身而不评定损伤造成的后果，其目的是使AIS成为评价损伤本身严重程度的方法，而不是用来评价损伤造成的功能障碍或残废；第三，AIS也不是一个单纯预测伤员死亡的分级方法。当然，随着认识的深入，AIS也需要不断地改进与完善。

二、创伤严重程度记分法

1974年，Backer参考AIS设计而制定出ISS评分系统，目前应用非常广泛。它是在AIS的基础上将AIS分值最高的3个解剖损伤部位的评分值的平方相加。其优点是客观，易于计算。它一律按伤情分类定级，把最严重的损伤，即5～9级一律定为第5级，而不管其后果如何。另外，它把颌面伤与头颈部伤分开来评价，更为精确，更符合实际。因此，这一方法更确切地应称为AIS-ISS法。

记分方法是：先根据AIS按身体部位给伤员所有损伤逐一定级：1级为轻度；2级为中度；3级为重度(无生命危险)；4级为极重度(有生命危险)；5级为危重(存活未定)。从中取3个最严重的伤，其级别的平方数相加所得的和就是该伤员创伤严重度的总分数。这种记分法的缺点是只适用于钝性损伤，另外，还可能忽略了同一解剖部位的多处损伤。

根据英国Bull的经验，伤员的年龄与AIS-ISS法测定出的LD50(半数致死分值)的关系可推断救治结果。一般认为，当ISS大于50时伤员很难存活。当然，也有ISS大于66的伤员被救活的报道。

三、CRAMS法

CRAMS法是Clemmer在综合RPM法(呼吸、脉率、运动)和RSM法(呼吸、血压、运动)评定伤情基础上改进的一种采用循环、呼吸、腹部情况、运动、语言为评判标准的评分方法，适合于院前和急诊科。它用生理指标、创伤机制、受伤部位、创伤类型和年龄等综合评定伤情，其结果是更加符合院前伤员伤情的实际。

具体方法是评价伤员循环状况(C)、呼吸状况(R)、腹部(包括胸部)状况(A)、运动状况(M)及语言能力(S)5项内容，每项内容分0～23个分值。以上5项的得分之和即为伤员的CRAMS分值。一般认为，以CRAMS的分值小于或等于8为重伤标准。

第四节　创伤的早期救治

一、创伤基本概念和分类

创伤又称机械性损伤，创伤引起人体组织或器官的破坏。严重创伤还可能有致命的大出血、休克、窒息及意识障碍直至死亡。创伤是当今人类一大公害，约占全球死亡率的7%。据统计，创伤是美国45周岁以下人群死亡的首要原因，是65岁以下人群死亡的第4位原因。目前，我国每年死于各类创伤的总人数已超过70万，在人口死因构成中占第4位，已经被纳入国家疾病控制计划。

(一)按致伤原因分类

1.刺伤：因锐器所致的组织损伤，如刺刀、剪刀、铁钉、竹片或钢丝等所致组织损伤。刺伤的特点是伤口小而深，可刺到深部体腔，而只有很小的皮肤损伤。刺伤内脏，可引起体腔内大量出血、穿孔；刺伤心脏，可立即致死。平时常见斗殴、歹徒行凶刺伤或自杀，战时多见于白刃战伤。刺伤一般污染轻，如不伤及重要血管和内脏，治愈较快。

2.火器伤：由枪、炮、火箭等用火药做动力的武器发射投射物(枪弹丸、炮弹等)所致的损伤，包括弹丸伤和弹片伤。

(1)弹丸伤：弹丸伤亦称“枪弹伤”，是枪弹击中人体所产生的损伤。现代战伤中，炸伤发生率低，占战伤的20%～30%。按枪弹出入口情况，致伤形态分为4种。

1)贯通伤(pelforation wound)：亦称“穿通伤”。投射物击中人体后，产生既有入口又有出口的伤道。按出入口大小分3种情况：

A.入口与出口同样大，多见于高速、稳定的枪弹正位击中人体较薄弱的部位而又未破坏组织的回缩力时。在伤道较长、枪弹的功能已大部分消耗于伤道内的情况下，即使入口和出口都较小，组织的破坏亦会很严重。

B.出口大于入口，见于多数枪弹伤。投射物击中人体后，因受阻而失去稳定性，甚至发生翻滚，增加了投射物与组织接触面积。如果投射物发生破碎或造成粉碎性骨折，则可能因继发性投射物产生很大冲击力，引起组织更严重的破坏，导致出口很大。

C.入口大于出口，多发生在近距离射击时，枪弹的初起和撞击速度几乎完全一致，产生的冲击力很大，加上与破坏入口皮肤的回缩力，造成入口处的皮肤崩裂，从而形成较大入口。

2)非贯通伤(blind wound)：投射物击中人体时，只有入口而无出口的伤道，多由射击距离较远、能量不大的投射物造成。由于投射物停留在体内，其能量也全部消耗在体内，因而造成的组织损伤有时较贯通伤更严重。

3)切线伤(tangential wound)：高速投射物从切线方向撞击人体表面组织所引起的沟槽状损伤，其伤情取决于弹头或弹片等投射物侧击力的大小。如高能投射物在近距离内切线位击中体表，传给体内的能量很大，亦可造成深层组织或脏器损伤。故发生切线伤时，应注意观察深部组织的情况。

4)反跳伤(ricochet wound)：当高速投射物的动能已接近耗尽时击中人体某一坚硬部位，因无力穿入深层，而从入口处反跳弹出所形成的组织损伤。其入口与出口为同一点。被击中的部位常有轻微出血和组织撕裂，但偶可伤及深部。如头部反跳伤，在其相应部位的脑组织也能发生出血等损伤。

(2)弹片伤：炮弹、炸弹、手榴弹等爆炸后的弹片击中人体后引起的损伤，占现代战争中战伤的70%～80%。大弹片致伤时，常呈"面杀伤"，伤口较小、较浅，但数量不多。

(3)高速小弹片(珠)伤(high-speed small fragment pellet injur)：初速>762 m/s、自重<5 g的弹片或钢珠击中人体后所致的损伤。多为飞机投放的集束型子母弹致伤。一次投放爆炸后可飞散出数十万个钢珠或碎弹片，呈"面杀伤"，一人可同时被多个钢珠或碎弹片击中而发生多处伤。

(4)炸伤(explosive wound)：各种爆炸性武器，如航弹、炮弹、水雷、地雷、手榴弹等爆炸后所产生的高压气浪所致的损伤。高压气浪可造成肢体缺损、断离或其他部位体表撕裂伤。在有些战伤统计中，把"炸伤"作为"弹片伤"的同义词。

(5)冲击伤(blast injury)：冲击伤亦称"爆震伤"。核武器及炮弹等爆炸时产生的强冲击波作用于人体而引起的损伤。空气冲击波的致伤因素主要有超压和动压两种。超压可引起内脏出血、骨膜破裂和骨折等病变，其中以含气的肺组织损伤最重。

3.挤压伤：人体肌肉丰富的肢体，受重物长时间挤压(一般>1～6 h)造成一种以肌肉为主的软组织创伤。受挤压的肌肉因缺血性坏死，有的因肌肉坏死逐渐由结缔组织代替而发生痉挛。在受到严重挤压的伤员中，除局部病变外，还可发生挤压综合征，即以肌红蛋白尿和高血钾为体征的急性肾功能衰竭及休克。挤压伤和挤压综合征是同一种伤，严重程度不同而表现不同。

4、玻璃碎片伤：简称"玻片伤"。因飞散的碎玻璃击中人体而造成的损伤。核爆炸或大型炸弹爆炸时，在相当广阔的地域，建筑物上门窗玻璃会被冲击波击碎，并向四周飞散，击中人体后可造成切割伤，甚至可穿透体腔，形成穿透伤。其伤情和发生率与玻璃片质量、撞击速度和撞击部位有关。

5.钝挫伤：因钝性暴力作用而引起的软组织闭合性损伤。当钝器作用于体表的面积较大时，其力的强度不足以造成皮肤破裂，但却能使其下的皮下组织、肌肉和小血管甚至内脏损伤，表现为伤部肿胀、疼痛和皮下出血，严重者可发生肌纤维撕裂和深部血肿。如致伤暴力旋转方向，则引起抢挫伤，其损伤程度更重些。

(二)按创伤有无伤口分类

1.闭合伤：皮肤保持完整性，表面并无伤口。其伤情并不一定很轻，其难点在于确定有无体腔脏器损伤。如腹部闭合伤，可能引起腹内空腔或实质性脏器伤。闭合性胸部伤，可引起胸内器官损伤，造成肺破裂、血胸、气胸。闭合性颅脑伤，可发生脑挫裂伤，颅内血肿。

2.开放伤：皮肤完整性遭到破坏，甚至可引起深部器官损伤，有外出血，受伤时细菌侵入，感染机会增多，如刺伤、火器伤等。按有无穿透体腔分以下几种。

(1)非穿透伤(nonperforating wound)：投射物穿入体壁而未穿透体腔的损伤。多较表浅，伤情较轻。但在少数情况下，体腔虽未破坏，体腔内的组织也可因投射物通过体表时能量传向深部内脏而损伤。治疗时应确诊有无内脏损伤，如有应先处理内脏的损伤。

(2)穿透伤(perforating wound)：投射物穿透体腔(颅腔、胸腔、腹腔、盆腔、脊髓腔、关节腔等)而造成的脏器和组织损伤，多为重伤。发生穿透伤时，被穿透的体腔与外界直接相通，细菌易于侵入而发生严重感染。处理方法因致伤部位而异。

(三)按受伤部位分类

损伤的解剖部位可分为头部伤、颌面部伤、颈部伤、胸部伤、骨盆部(或泌尿生殖系)伤、上肢伤和下肢伤。

(四)按伤情轻重和需要紧急救治先后分类

1.重伤:严重休克,内脏损伤而有生命危险者。

2.中等伤:四肢长骨骨折、广泛软组织损伤。

3.轻伤:一般轻微的撕裂伤和扭伤,不影响生命,无须住院治疗者。

(五)创伤中常用的分类名词概念

1.多发伤:由单一因素所造成的多部位、多脏器严重损伤。常伴有大出血、休克和严重的生理功能紊乱,从而危及生命。诊断时必须做全面检查,以免漏诊。治疗上,首先是保全生命,其次是保全肢体。手术指征是收缩压在 12.0 kPa(90 mmHg)以上、脉率在 120 次/min 以下、手足转暖。如内出血无法控制时,可在积极抗休克的同时施行手术。如复苏效果不佳,需查明有无隐蔽的创伤。凡有危及生命的损伤应优先手术。当数处创伤均有优先手术指征时,可同时多组手术进行。

2.多处伤:同一部位或同一脏器的多处损伤,包括腹部肝、脾损伤,小肠多处穿孔,上肢多处弹片伤,体表多处裂伤等。多处伤伤情不一,轻者不需特殊治疗(如体表多处擦伤),重者可致死(如肝脏多处挫裂伤)。战伤统计时,常将多发伤与多处伤合称为多处伤。这里主要指某伤员同时有两处以上部位受伤。

3.多系统伤:多个重要生命系统(如神经、呼吸、循环、消化、泌尿、内分泌等)同时发生损伤。严重创伤,特别是多发伤,常表现为多系统伤,如严重肺损伤并发大血管伤,创伤分类统计时,一般不作为专门的分类词应用。

4.并发伤:两处以上损伤时,除主要较重损伤外的其他部位较轻损伤。如严重颅脑损伤并发肋骨骨折,肋骨骨折为并发伤;肝破裂并发脾脏被膜下血肿,脾脏被膜下血肿为并发伤等。通常不作为分类词应用。

5.复合伤:两种以上致伤因素同时或相继作用于人体所造成的损伤。多见于核爆炸时,以及常规战争和意外爆炸时。

6.混合性:由两种以上的致伤因素(如弹片、枪弹、刃器等)所引起的损伤。如某一伤员既有弹片伤,又有枪弹伤,则称此伤员发生混合伤。

7.联合伤:指同一致伤因素所引起两个相邻部位的连续性损伤,常见的有胸腹联合伤、胸颅联合伤等。胸腹联合伤占全部伤员数的 0.029 9%,其死亡率约为 13.3%。战时多由弹片及枪弹所致,但跳伞着地膝部猛烈屈曲挤压上腹亦可发生胸腹联合伤。诊断要注意伤道的位置、临床表现、伤口流出物性质和 X 线检查,如从胸、腹部 X 线检查看到有腹内脏器进入胸腹即可确诊。

(六)创伤的系统检查程序

对出诊的医生来说除了通过检查对创伤做出评估之外,对危重患者还需做创伤范围以外的系统检查,以明确是否存在威胁生命的伤情,并安排及时抢救治疗。因为创伤患者的伤情一般比较危重,要求检查快速、准确、不发生漏诊。通常按如下顺序检查。

1.头面部:检查重点为判断有无颅脑损伤。

(1)意识状态。

(2)观察有无头皮裂伤、出血。触摸有无头皮血肿及颅骨凹陷。

(3)观察有无面部裂伤、出血。头皮和面部裂伤的出血量常常很大。面部肿胀者需排除上下颌骨骨折。

(4)观察有无眼球损伤,注意瞳孔大小及对光反应。眼窝周围皮下血肿(黑眼圈)提示可能有前颅凹骨折。

(5)鼻腔、外耳道出血及脑脊液外漏提示有颅底骨折。

(6)注意有无发绀,有无口腔内损伤及积血,昏迷者要防止误吸。

2.颈部:检查重点为判断有无颈椎骨折及高位截瘫。

(1)观察颈部有无畸形及活动障碍,触摸颈椎棘突有无压痛及序列改变。

(2)判断有无脊髓及臂丛神经损伤。

(3)注意气管位置是否正确。

3.胸部:检查重点为判断有无肋骨骨折及其并发症。

(1)观察有无胸廓畸形及反向呼吸,注意呼吸次数、样式及胸廓起伏状态。

(2)检查有无胸廓挤压痛,叩诊浊音,呼吸音减弱或消失。检查心界大小、心律心音变化。怀疑肋骨骨折及其并发症存在者需拍摄胸部X线片,必要时需做血气分析及心电图。胸部外伤是较常见的,造成危重伤势的外伤,常常严重扰乱心肺功能,应特别重视。多段肋骨骨折可导致反向呼吸及肺挫伤,严重影响通气换气功能。少见的严重损伤如气管支气管断裂、纵隔损伤、心脏压塞等。一旦发现或怀疑,应立即呼请胸外科会诊,采取紧急处理。

4.腹部:检查重点为判断有无肝脾等内脏破裂及内出血。

(1)腹壁若有损伤,常提示内脏也有损伤。

(2)注意有无腹部膨胀,肝浊音界消失或缩小,腹肌紧张、压痛、反跳痛,肠鸣音减弱或消失,有移动性浊音等。

(3)检查肝区、脾区、肾区有无肿胀、压痛、叩痛等。肝脾破裂常并发大量内出血,导致休克,威胁生命。肾损伤常伴尿外溢,局部反应常较严重。腹壁损伤、肠管损伤也是常见的,常有内容物漏出,腹膜刺激明显。

5.胸腰椎和骨盆:检查重点为判断有无骨折及其并发症。

(1)观察胸腰椎有无畸形、血肿,检查有无压痛、叩击痛。

(2)判断有无脊髓或神经损伤。

(3)注意骨盆有无变形、肿胀(局部)、压痛及下肢拒动等。

(4)观察男性患者尿道外口有无滴血及排尿困难等。

6.四肢:检查重点为有无骨折及严重并发症。在外伤中四肢外伤是发生率最高的,对院外医生来说诊断各种软组织损伤、骨折和关节脱位等是不难的,重要的是要估量这些损伤及其并发症带来的严重后果。以下情况需注意。

(1)在四肢骨折应特别重视有无并发血管、神经损伤,检查肢体远端的血循环状况、感觉、运动等。

(2)开放骨折在检查后应予包扎,适当外固定,以减少出血和疼痛。

(3)断肢应视为重度创伤,应立即开放静脉输液、通知有条件医院手术室准备断肢再植术。

(4)对肢体肿胀严重,尤其是前臂和小腿肿胀严重者需警惕骨筋膜间隙综合征的可能性。注意有无5P表现:①由疼痛转为无痛(painless);②苍白(pallor)或发绀、大理石花纹;③感觉异常(paresthesia)；④肌肉麻痹(paralysia)；无脉(pulselessness)。一旦确诊应立即行筋膜切开减压术。

(5)股骨或多发骨折者，若伴有呼吸窘迫和颅脑症状需考虑脂肪栓塞综合征的可能性。体检中要特别注意肩颈和胸腋部皮肤有无出血点。

(6)伤口较深，软组织损伤严重，疼痛剧烈，伤部肿胀范围迅速扩大、加剧，并出现全身中毒症状者需警惕气性坏疽的可能。气性坏疽的潜伏期可短至 6 h，故凡怀疑其发生可能性时，必须尽快送到医院进行以下三项重要检查：①伤口周围有无捻发音；②伤口内渗出液涂片检查有无大量革兰阳性杆菌；③X 线片观察肌内、肌间有无气体。

二、创伤的早期自救互救

据流行病学的统计资料表明，创伤患者的死亡呈现三个峰值分布：第一个峰值一般出现在伤后数秒至数分钟内，称为即刻死亡，约占创伤总死亡率的 50%。死因多为严重的颅脑损伤，高位脊髓损伤，心脏、主动脉或其他大血管破裂，呼吸道阻塞等，这类患者基本死于事故现场，只有其中的极少数患者可能被救活。第二个峰值一般出现在伤后 2～3 h 内，称为早期死亡，约占创伤总死亡率的 30%。死亡原因多为脑、胸或腹内血管或实质性脏器破裂，严重多发伤、严重骨折等引起大量失血。这类患者是创伤救治的重点对象，因此，这段时间又在临床上被称为“黄金时刻”。第三个峰值一般出现在伤后数周之内，称为后期死亡，约占创伤总死亡率的 20%。死因多为严重感染、毒血症和多器官功能衰竭。由此可见，通过建立完善的创伤救治系统，争取在伤后早期按创伤救治程序对患者实施确定性的抢救是减少创伤死亡率的重要措施。现代创伤应急救援中自救与互救是两种重要形式。

(一)自救

自救指伤情发生后，专业医疗急救人员到达前，现场人员自身采取的保护防御措施，包括受伤者自己实施的救援行为，迅速远离危险地区，对伤口进行简单的压迫止血包扎处理等。自救行为主体是伤者本身，要求伤者熟悉受伤后可能发生的进一步的危险，而采取及时必要的自我保护和自我救治措施。

(二)互救

指伤情发生后，专业医疗急救人员到达前，现场受害人员之间相互的救护，以及其他人员(包括社会救援力量)实施的救援行动。重大伤害事故发生时，往往自身救援力量显得十分有限，所以互救在这时显得尤为重要。轻伤人员可以救助重伤者，在最短时间内给予必要的救助措施，减少更大危险的发生。同时争取他人救助和社会力量的救援也相当重要。

(三)一般应急救治原则

1.重视和加强早期救治：创伤与失血性休克是创伤伤员常见而严重的并发症，如果不及时有效地治疗，将会导致一系列严重后果，如败血症、急性呼吸窘迫综合征、多脏器功能衰竭综合征，甚至死亡。重视和加强早期救治，对创伤与失血性休克的预后有重大影响。早期救治是以救命为主，采取先救治后诊断或边救治边检查诊断的方式进行抗休克治疗。

2.科学的抢救程序是抢救成功的关键：外界各种暴力作用于机体时可引起组织器官的解剖结构破坏和不同程度的功能损害。当影响到心血管、呼吸或中枢神经等生命支持系统功能时，机体的生命就受到严重的威胁；而当创伤仅作用于体表、空腔脏器或肌肉骨骼时，虽然不会危及生命，但也可产生明显的伤残作用。临床上容易识别判断和处理机体主要的或明显的创伤，然而对于许多相对次要或隐匿的创伤则不易早期识别和处理。值得注意的是，这种创伤往往还是致命的。创伤对机体造成复杂和多方面的损害作用，增加了临床检查和处理的困难，甚至有时会产生各方面的矛盾。创伤救治程序是对创伤患者进行评估和优先处理的方案，在快速、简捷判断伤情的基础上，进行及时、合理、有效的确定性抢救。

创伤救治程序可分为三个不同阶段的优先方案，即第一优先、第二优先和第三优先。第一优先的目的是维持和(或)恢复患者生命支持系统的功能，包括一系列基本的创伤复苏措施和生命支持系统功能检查。重点是：①判断循环和呼吸系统的稳定性，并及时提供处理，以减轻组织器官的缺氧；②判断颅脑外伤的严重程度，并及时提供处理；③预防脊髓的进一步损伤。第二优先的目的是迅速明确并控制生命支持系统的一系列病理生理性改变，包括实施各种确定性的救治措施和有针对性的检查。第三优先的目的是及时确定并处理一些隐匿的病理生理性变化。

3.有效的安全及急救教育是重要的预防措施：创伤所引起的社会问题已越来越受到人们的关注。和平时期，交通事故和各种工伤事故是创伤的主要原因。就交通事故而言，增强公民的广泛参与和防范意识对减少此类创伤发生具有重大的现实意义。而通过建立健全交通法规和管理体制，改善道路运输条件，以及提高行人、驾驶员和警察等道路使用者的素质等，可以最大限度地减少交通事故伤的发生。而在厂矿企业中，重视安全生产教育，严格各项规章制度，加强防范意识和安全措施等对于减少工伤事故的发生具有重要的作用。另外，全民急救知识的普及教育和院前急救技术的提高，对提高创伤早期急救复苏水平，减少创伤急救中的二次损伤作用(如在搬运患者时防止脊髓损伤等)，有效预防创伤并发症等均具有重要作用。

创伤死亡有三个高峰。因多发创伤、骨折、脏器破裂、血管损伤引起的难以控制的大出血，多在伤后 1～2 h 内死亡。掌握“黄金 1 小时”，这个阶段现场急救、途中转运和急诊救治直接决定着创伤患者的救治结果，目前临床创伤复苏主要集中在这个阶段，应做到迅速、准确、及时而有效。危重的多发伤、严重的创伤性和失血性休克患者的伤后“黄金 1 小时”内，前 10 min 又是决定性的时间，此时间被称为“白金 10 分钟”，比“黄金 1 小时”更宝贵。这段时间内如果伤员的出血被控制和处置，预防了窒息的发生，即可避免患者死亡。“白金 10 分钟”期间是以减少或避免心脏停搏发生为处置目标，为后续的抢救赢得时间。护理人员一定要明确将患者从致命危险中抢救出来，才能争分夺秒地在“黄金时机”挽救患者的生命。故着眼于通过伤情评估－紧急救治－明确诊断－进一步救治才是科学的创伤患者抢救程序。因此，健全一整套较为科学的急诊抢救机制及有效的抢救预案，努力提高院前急救能力是十分必要的。文献指出，如能在伤后 5 min 内给予急救措施，伤后 30 min 内给予医疗急救，则 18%～32%伤员的生命会因此而得到挽救或避免致残。特别是呼吸、心跳停止的伤员，如能及早进行正确的心肺复苏，存活率可达 25%，每延长 1 min 病死率增加 3%。

4.建立完备的创伤救治系统：现代创伤救治系统主要由三个部分构成——院前急救、院内救治和康复医疗，并通过通信联络系统、患者转运系统和抢救治疗系统三个重要环节，相互密切地连接成为完整体系。现代创伤救治系统的建立是确保创伤患者早期接受确定性救治的关键因素。

三、创伤的现场处理程序

（一）应急实施程序

现场处理以保证和维持患者的生命为主要目的。

(1)迅速脱离致伤区，使伤员免受致伤因子的继续损害。

(2)保持呼吸道通畅，吸氧，必要时做环甲膜(气管)造口术或气管插管，人工呼吸。若心跳呼吸骤停，立即施行心肺复苏术。

(3)体腔开放伤口的处理：开放性气胸立即用大块棉垫填塞、包扎固定，并予闭式引流。颅脑开放伤脑膨出、腹部开放伤脏器脱出，外露的脏器不要回纳，用湿无菌纱布包扎。

(4)控制可见出血：采取伤口内填塞加压包扎，非重要血管可钳扎止血，四肢大血管出血上止血带，但要标明时间。

(5)疑有颈椎损伤者应予以颈托固定，胸腰椎损伤者可用胸腹带外固定或真空夹板固定，应用平板或铲式担架搬运，避免脊柱的任何扭曲。肢体骨折者需用夹板固定。

(6)建立静脉通道，有休克者予以适当液体复苏等处理。对疑有骨盆骨折或腹部损伤者应在上肢静脉置管。

(7)离断指(肢)体、耳部等宜用干净敷料包裹，有条件者可外置冰袋降温。

(8)刺入性异物应固定后搬运，过长者应设法锯断，不能在现场拔出。

(9)严重多发伤应首先处理危及生命的损伤。

对于群体患者，具体应急程序应首先进行患者分类。就是说医护人员在有大量患者存在，而又无法及时全部处理的情况下，按照伤病情的轻重，将患者分别归类处理的方法，即以需要同类医疗救护和医疗转送措施为标准，将患者分成相应的组别。通过分类，能有计划地在短时间内很快地让患者得到救治，并可以迅速、及时地疏散大量患者。只有将患者疏散到各个不同的专科医院，或疏散到尽可能多的医院中去，才能挽救患者的生命。

医疗分类的前提：①由熟练的医师负责承担医疗分类任务；②为医疗分类准备相应的医药器材；③拥有医疗分类的职能单位和机构。医疗分类是在诊断及对损伤发展的预后估计基础上进行的，同时也应考虑必要的预防措施。

医疗分类内容可分成治疗分类和后送分类。治疗分类就是将患者分组，以便实施各种不同性质的医疗救护措施。后送分类是将患者按一定标准分组，以便继续后送治疗，后送分类必须决定：到哪里去，即医疗后送的目标；按什么顺序，即是第一批后送还是第二批后送；用什么运输工具；后送患者采取什么体位，即患者是坐位还是必须卧位。

医疗分类标准分为危害标准、治疗标准和后送标准。

医疗分类的首要任务就是将危害环境和他人的患者与其他患者分开。第二个任务就是分别将轻、中、重患者分开。第三个任务就是判定患者耐受能力和后送的紧急性。后送分类时误判或错判，都会导致患者的误诊，损害患者的健康，或在医疗后送的过程中耽误有效的医疗救护。

当患者数量剧增，以致投入所有的急诊医护力量仍不能满足要求时，即应采取批量患者分类法。鉴于所有批量患者的涌现都是突然的，而且，轻患者总是最先到达，所以只有组织严密，才能有条不紊地完成有目的的分类工作。要防止患者擅自进入抢救区，必须让他们集中在周围较宽阔的区域中，并在此分类。有时需纠察人员维持秩序。患者大批到达时，必须放弃一般原则，以便尽快和尽可能多地救护患者。不要在轻患者和长时间复苏或费时费事的手术上耗费时间。因此，不可避免地要用另一些分类标准，使用与一般情况下不同的另一些治疗原则。总体上讲还是应将患者分成四大组，即立即治疗组、可推迟治疗组、最简单治疗组和观望治疗组。

（二）应急处理注意事项

1.保证急救物品的齐备：院前急救药品、物品要做到全面，准备到位，急救设备必须随时处于完好状态，由专人检查，专人管理，使用后及时补充，急救人员必须熟练掌握抢救药品的用法、用量、适应证和禁忌证。必须重视院前急救药品的齐全、急救设备的完好，避免因急救器材准备不足、药品不全及使用不当引发相关的法律问题。

2.严格按照急救工作流程进行：参与急救的医务人员，应在规定时间出车到达患者家中或急救现场；应态度和蔼，仔细询问病史，认真进行体格检查，并做必需的辅助检查，根据病史及体格检查做出疾病诊断；依据诊断进行相应治疗，做到病史、体检、诊断、治疗四个相符合，且转运途中密切观察患者病情变化，并及时给予相应处理；到达医院后详细向接诊医生交代病情及用药情况，办理各种交接手续。

3.提高院前急救质量：强化急救意识，提高急救业务技术水平，加强技术练兵和严格的组织管理是院前急救成功的关键。医护人员必须树立“时间就是生命”的急救意识，随时处于应急状态，具备较高急救水平，掌握全面的医疗护理知识，具有全科医生的知识水平。在具体技能上，每个急救医护人员必须熟练掌握各种急救仪器的规范操作，如心电监护仪、除颤仪、心电图机、呼吸机等的使用。掌握各种急救技术，如徒手心肺复苏（CPR），气管插管术，电除颤术，呼吸机呼吸支持治疗，止血、包扎，固定与搬运等，且在考核管理上也应将此作为重要内容来体现。

4.注意全身和局部的关系：造成创伤的原因和伤势的情况有时十分复杂，如果在现场急救中只将注意力集中在处理局部损伤，而忽视了危及生命的并发伤或并发症，有时会导致无法挽回的失误。此失误的出现，主要是抢救者经验不足，在抢救患者时因慌乱和疏忽所致。主要表现在：①忽视询问必要的病史，如致伤原因、受伤时的体位、受伤时间、致伤物的性质及伤后的意识等。②忽视了是否存在创伤性休克及其他损伤，而只忙于处理骨折。忘记骨折本身往往不是致命的原因，而骨折并发症（如股骨干骨折、骨盆骨折往往失血在 800 mL 以上，容易致失血性休克或大血管损伤），并发内脏损伤（如颅脑损伤，气胸，肝、脾、肾损伤等）也易造成休克。所以在抢救患者时，应首先了解生命体征是否平稳，有无其他损伤及并发症，在抢救患者生命的前提下，处理局部损伤。

5.强化法律意识，加强自我保护：院前急救对象均为急、危、重症患者，或随时出现的各类灾害事故，成批伤员可造成紧张甚至恐怖的现场抢救环境，以及酗酒、吸毒、自杀、他杀等现场，抢救时本身带有的法律纠纷。目前，患者不仅对医疗护理质量、服务质量的要求高，而且对医疗消费和自我利益保护的观念日益增强，这就要求管理者及院前急救人员增强法律意识，学习有关法律知识，如《医疗事故处理条例》等法律法规，依法办事，将法治教育纳入继续教育的规范化培训中，加强工作的责任心，在工作中应用法律知识保护患者和自身的合法权益，提高遵照法律程序处理医患矛盾的能力。

6.尊重患者及家属知情权，完善院前急救的各项记录：院前急救记录要详细、完整、规范，使用医学术语，执行口头医嘱后及时补充医嘱记录，完善出诊登记和院前急救病情告知书及医嘱记录，详细记录院前急救过程。医护人员向家属交代病情，包括病情的严重性及可能发生的后果和治疗方案，并让家属签字表示知情。对病情危重，拒绝救治，不配合检查、治疗者，应让其在病历中签字，拒绝签字者急救医生应在急救病历中注明，做到有据可查。急救病历的书写应认真、及时、规范、准确，字迹清楚，所有院前急救的各种记录均应装订交病案室归档保存。

第五节　颅脑外伤

一、脑挫裂伤

颅脑外伤的发生率约占全身各部损伤总数的20%，仅次于四肢损伤，而死亡率却居首位。由于脑是人体生命活动的中枢，严重的脑损伤常可危及生命。即使生存下来，亦有不同程度的脑功能损害。因此做好颅脑损伤的防治工作十分重要。

(一)致伤原因

脑挫裂伤是头部受损造成脑组织发生肉眼可见的器质性损害。这种损伤可发生在外力直接打击的部位，亦可出现于远离撞击点的对冲部位。在受损的脑组织内可见到部分神经细胞坏死和点状出血，周围脑组织水肿，从而出现神经系统损害的临床表现。由于软脑膜的小血管破损出血，血液可进入蛛网膜下腔或脑组织内。如脑损伤严重，在伤后5 d左右，受损的脑组织可出现软化，损伤灶周围脑水肿加重，可导致颅内压进一步增高，甚至发生脑疝，危及生命。

(二)诊断要点

(1)头部外伤后出现较长时间的意识障碍，通常在半小时以上。

(2)伤后立即出现脑损害体征，如肢体瘫痪、失语、癫痫发作或精神障碍等。

(3)若病情允许，可做腰穿检查脑脊液。脑挫裂伤患者脑脊液常呈血性或淡红色，镜检可见较多的红细胞，且红细胞常呈皱缩状态。

(4)头部CT扫描可显示脑内有低密度或混杂密度影，对诊断有重要价值。

(三)处理

1.院前处理：脑挫裂伤患者如存在意识障碍及气道不畅，应托起下颌或放置口咽通气道。如气道内痰液较多，应及时吸除，以保持气道通畅。头皮如有裂伤出血，应使用消毒纱布盖住伤口，加压包扎止血。对颅中窝骨折伴脑脊液耳漏者，应让患者卧向耳漏侧。可用消毒纱布或棉球掩住外耳道孔，以防污染。切忌加压堵塞或冲洗耳道，以免导致颅内感染。如伤员有肢体骨折应使用夹板做暂时固定。如出现脉搏细弱、血压下降，应及时输液或输血浆代用品。待伤员情况好转后即尽快将伤员转送至附近条件较好的医院进行救治。

2.诊科处理：伤员被护送至急诊科后，应询问头部受伤情况和现场急救经过，并进行头部、神经系统、胸腹部及四肢检查。必要时可进行颅骨照片、头部CT或MRI检查，以便及时明确颅内损伤情况。凡具有以下情况的伤员，应及时住院治疗。

(1)头部外伤后出现原发性昏迷持续半小时以上者。

(2)头部外伤后出现头痛剧烈、多次呕吐、脉搏缓慢及血压增高等颅内压增高表现者。

(3)伤员于头伤后出现失语、肢体瘫痪、感觉障碍或局限性癫痫者。

(4)头部外伤后出现颈部强直,提示有脑挫裂伤导致蛛网膜下腔出血者。

(5)头伤后即出现生命体征明显变化,且意识障碍较深,提示有原发性脑干损伤者。

二、颅底骨折

颅骨骨折较常见,其中以颅盖骨折较多,约为颅底骨折的3倍。颅盖骨折除少数凹陷骨折需做手术整复外,绝大多数患者均无须特殊处理。由于颅底骨折常伴硬脑膜撕裂和脑脊液耳漏或鼻漏,因此颅底骨折多具开放性,常称为“内开放性骨折”,有发生颅内感染的危险。一旦出现颅内感染,势必加重病情,甚至造成严重后果。因此凡存在颅底骨折脑脊液外漏的伤员,应使用抗生素治疗。

(一)致伤原因

当外力挤压头部致使颅骨发生普遍变形时,可导致颅底骨折。外力直接打击在颅底水平时亦容易引起颅底骨折。有时颅盖骨骨折向下延伸亦可能造成颅底骨折。另外,当外力经脊柱或上、下颌骨传导至颅底,亦可造成颅底骨折。由于颅底骨折容易造成硬脑膜撕裂并累及鼻旁窦,使蛛网膜下腔与外界沟通,因此颅底骨折多属开放性,常称为“内开放性骨折”,有发生颅内感染的危险。

(二)诊断要点

颅底骨折的诊断主要依据症状和体征。由于颅底结构复杂,进行X线摄片可相互重叠,致使骨折线难以辨认,因此一般很少依据X线摄片来诊断颅底骨折。

(三)处理

1.院前处理:在受伤的现场应了解受伤的经过,检查伤员的意识状况及脑脊液渗漏情况。可用消毒棉球或纱布轻轻遮盖住外耳道口,以避免污染。让伤员卧向患侧。如伤员有意识障碍应注意保持气道通畅,及时清除口腔内分泌物。如伤员脉搏和血压在正常范围,即可使用救护车将伤员转送到附近医疗技术和设备较好的医院进一步处理。

2.急诊科处理:应询问头部外伤史及现场处理经过。然后进行头部、神经系统及胸腹部检查。如伤情允许,应做颅骨正侧位及汤氏位X线照片,以了解颅骨骨折情况。如有条件可进行CT扫描,以便进一步确定脑损伤情况或有无颅内血肿。如伤员尚存在胸、腹或四肢损伤,应请有关科室紧急会诊并协助处理。凡有颅底骨折的伤员应住院进一步治疗。

三、硬脑膜外血肿

颅内血肿是颅脑损伤的一种严重继发性病变。在颅脑损伤中约占8%。临床上常依据血肿部位的不同分为硬脑膜外血肿、硬脑膜下血肿和脑内血肿。还可按血肿症状出现的时间不同分为急性血肿(伤后3 d内)、亚急性血肿(伤后4～21 d)和慢性血肿(伤后22 d以上)。由于颅腔较固定,缺乏伸缩性,且代偿间隙小,仅为8%～10%,因此一旦发生颅内血肿,常出现颅内压增高和脑压迫症状。如血肿不断增大,超过代偿限度,即可导致脑疝危及伤员生命。因此应做到早期诊断和及时手术治疗。

(一)致伤原因

硬脑膜外血肿是聚集于颅骨内板与硬脑膜之间的血肿。在颅脑损伤中硬脑膜外血肿约占3%。绝大多数属急性血肿。可发生于任何年龄,而以青年人较多见。出血的来源主要是由于颅骨骨折造成脑膜中动脉破裂出血,其次为颅骨骨折损伤静脉窦或板障静脉所致。极少数硬脑膜外血肿并无颅骨骨折存在，其出血的原因多是受伤的瞬间，伤处顶骨发生内陷变形，虽未能造成骨折，但已引起硬脑膜与颅骨内板剥离，从而形成硬脑膜外血肿。

（二）诊断要点

（1）伤员在头部外伤后常出现典型的中间清醒期，即昏迷一清醒一再昏迷。

（2）伤后出现颅内压增高表现。常发生剧烈头痛、多次呕吐、躁动不安、脉搏缓慢、血压增高及呼吸深慢。

（3）颅骨照片常显示受伤侧有跨越脑膜中动脉沟或静脉窦的颅骨骨折。

（4）如病情继续加重，可发生叶沟回痛。即出现意识障碍，血肿侧瞳孔扩大，光反射消失，对侧肢体瘫痪及锥体束征。依据以上临床表现一般即可做出硬脑膜外血肿的诊断。

（5）如有 CT 设备，可做 CT 检查。同侧侧脑室受压，中线结构向健侧移位。血肿越大，移位越明显。

（6）MRI 对硬脑膜外血肿的显示较 CT 更优越，尤其是亚急性和慢性期血肿。

（三）处理

1.院前处理

（1）凡继发颅内血肿的伤员常有一定程度的意识障碍，急救时需保持气道通畅。如气道不畅，应采取侧卧位或放置口咽通气道，并及时吸除口腔和气道内分泌物或误吸物。

（2）如伤员出现脉搏缓慢、血压升高及意识障碍加重，应快速静脉滴入 20%甘露醇 250～500 mL 以脱水降颅压。

（3）伤员如有头皮裂伤出血，应使用消毒纱布盖住伤口，做加压包扎止血。如为头皮动脉出血应结扎止血。

（4）向伤员家属交代伤情的危险性，取得理解后，即迅速将伤员转送到附近医疗技术和设备条件较好的医院进行进一步救治。

2.急诊科处理

（1）当伤员被送到急诊科后，应扼要询问头部受伤史和现场急救经过，并对伤员的生命体征、意识状况、胸腹部及神经系统进行检查。

（2）如伤后发生频繁呕吐，意识再度障碍，即出现典型的中间清醒期，应考虑存在急性硬脑膜外血肿。为及时缓解颅内高压，需静脉快速滴注 20%甘露醇 250～500 mL，以赢得救治时机。

（3）如伤员有头皮裂伤出血，应使用消毒纱布盖住伤口，做适当加压包扎，常可止住出血。

（4）有时头伤伤员送至急诊科时已处于昏迷状态，且出现一侧瞳孔散大及对侧肢体瘫痪，即已发生颞叶钩回疝。应快速静脉滴注甘露醇降低颅内压，立即剃头，联系神经外科值班医生，到手术室内做好一切开颅准备。急诊科派医生和护士尽快将伤员直接护送至住院部手术室，施行紧急开颅手术清除血肿，多能使伤员获得救治。

四、脑疝

脑疝是颅内压急剧增高引起的一种严重的紧急状态。颅内血肿或其他占位性病变在发展的过程中，可推压脑组织向颅内某些生理间隙或孔道移位，造成脑干嵌压，出现相应的临床表现。通常根据脑疝发生的部位和疝出的脑组织不同，可分为颞叶钩回疝和枕骨大孔疝。一旦发生脑疝，即出现意识障碍加深和脑功能障碍。同时由于小脑幕裂孔区被嵌入的脑组织堵塞，造成脑脊液循环通路受阻，促使颅内压进一步增高。如未及时处理，常可迅速危及患者生命。

(一)颞叶钩回疝(小脑幕裂孔疝)

1.病因：颅内一侧幕上血肿常导致不均衡的颅内压增高，容易造成颞叶钩回疝入小脑幕裂孔内，致使中脑和同侧动眼神经受压。进而引起环池堵塞，脑脊液循环受阻，颅内压进一步增高，使疝入小脑幕裂隙内的脑组织发生水肿，从而加重脑干的嵌压，使病情恶化。表现为伤员的意识障碍加深，可出现一侧瞳孔散大，光反射消失，对侧肢体瘫痪及锥体束征。

2.诊断要点

(1)伤员出现明显的颅内压增高症状，如出现剧烈头痛、频繁呕吐和躁动不安。

(2)伤后逐渐出现意识障碍，由清醒或嗜睡发展至浅昏迷甚至昏迷。

(3)出现瞳孔变化，表现为双侧瞳孔不等大，散大侧瞳孔的直接和间接光反射消失。如伤情继续加重，可发生双侧瞳孔散大固定。

(4)瞳孔散大的对侧肢体常出现瘫痪及锥体束征。

(5)伤员的生命体征常出现明显变化。如出现脉搏缓慢、血压升高和呼吸深慢。

(6)头部CT扫描或MRI检查对颅脑损伤和继发颅内血肿的诊断有重要价值，可在短时内做出准确的诊断。

3.处理

(1)院前处理：在头部受伤的现场如发现伤员出现剧烈头痛、呕吐频繁及意识障碍加深，并发现一侧瞳孔散大，光反射消失，瞳孔散大的对侧出现肢体瘫痪，且脉搏缓慢和血压升高，即应考虑急性颅内血肿的存在，且已继发颞叶沟回疝。应立即经静脉快速输入20%甘露醇250～500 mL，地塞米松20～30 mL静脉滴入。同时向家属讲清伤情和危险，取得家属的同意后，迅速使用救护车将伤员转送到条件较好的医院进一步处理。

(2)急诊科处理：伤员送到医院急诊科后，立即检查伤员的意识情况、瞳孔大小及肢体瘫痪情况。如意识障碍加重，病情有发展，应经静脉快速再输入甘露醇250 mL。立即剃头，与神经外科病房联系，做好急诊手术准备，将伤员直接送入手术室抢救。向家属讲清手术的危险并获签字同意。

(二)枕骨大孔疝(小脑扁桃体疝)

1.病因：颅后窝容量较小，顶部为坚韧的小脑幕，周围是颅骨壁，因此对颅内压增高的代偿能力十分有限。一旦发生颅后窝血肿，容易导致小脑扁桃向下移入枕骨大孔内，形成枕骨大孔疝。严重者其小脑扁桃可被压至椎管内，不仅使延髓遭受压迫，而且还可造成脑脊液循环受阻，致使颅内压进一步增高，加重脑干的嵌压。出现呼吸不规则，脉搏增快，血压下降，意识障碍加深，甚至发生双侧瞳孔散大固定，四肢肌张力消失。如未能及时抢救，最终导致呼吸停止，继之心跳亦停止而死亡。

2.判断要点

(1)发生急性枕骨大孔疝的患者，常表现为突然昏迷，双侧瞳孔先缩小，继之散大。

(2)较快发生呼吸功能衰竭。出现呼吸减慢，且不规则，口唇发绀，继之发生呼吸停止。而循环功能仍可维持一段时间，常称为呼吸循环分离现象。其原因可能为呼吸中枢位于延髓下段，容易遭受脑疝的压迫，或与心血管运动中枢比呼吸中枢更脆弱有关。

(3)由于颅内压力增高导致小脑供血相对减少，或因延髓遭受急性压迫，常出现四肢迟缓性瘫痪。

(4)枕骨大孔疝常造成小脑扁桃体下移,使上段颈神经根受压而出现颈强直。根据以上临床表现,常可迅速做出枕骨大孔疝的诊断。

五、处理

1.院前处理:在受伤现场如伤员的意识障碍较深,呼吸减慢或不规则,并出现四肢肌张力增加,甚至发生去大脑强直,应快速静脉滴入20%甘露醇250～500 mL,脱水降颅内压,以缓解脑疝。如气道不畅,可使用口咽通气道,必要时做气管切开,吸除痰液或误吸的呕吐物。给予持续吸氧,以改善缺氧状态。经急救后如伤员情况相对稳定或有好转,应征得家属同意后及时用救护车将伤员转送到条件较好的医院做进一步救治。

2.急诊科处理:伤员被护送至急诊科后,在简要了解受伤情况及现场急救处理经过的同时,应进行重点的神经系统检查。根据伤员的伤情决定是否急做头部CT检查。如经过急救后病情相对稳定,最好做CT扫描,以便准确地了解颅内损伤情况及有无血肿继发,为进一步处理提供准确的依据。如伤员被护送至急诊科后意识状态恶化,或出现新的神经损害体征,常提示可能有继发颅内出血或脑水肿加重,应经静脉快速输入甘露醇250 mL,以缓解颅内压力,用最快的速度护送伤员入住脑外科病房治疗。

第六节　胸部创伤

一、概述

胸部创伤者在医院救治的伤员总数中占6%～8%。严重胸部创伤可导致伤员迅速死亡于事故现场,因此,胸部创伤的实际发生率远高于上述比例。人体许多重要器官都位于胸腔,创伤可导致急性呼吸和循环功能衰竭,20%创伤的致死原因为胸部创伤。在和平时期胸伤的致伤原因多为交通事故伤、减速性损伤、挤压伤、钝器伤和刃器伤等,在战争时期则以火器伤与爆震伤为多见。根据致伤原因是否造成胸膜腔与外界相贯通,可分为开放性或闭合性胸外伤。开放性胸外伤多为火器或刃器致伤,损伤机制清楚,损伤范围与致伤物的伤道有关,其他部位闭合性并发伤少见,诊断较为容易。受伤后伤情发展迅速,失血性休克所致循环衰竭是死亡的主要原因,需手术治疗的伤员较多。闭合性胸外伤绝大多数由钝性暴力所致。大多伴有骨性胸廓的损伤,损伤机制复杂,其他部位(颅脑、腹部、脊柱、四肢)闭合性并发伤多见,诊断较困难,伤情发展相对缓慢,大面积肺挫伤所致呼吸窘迫综合征(ARDS)多为死亡原因,这类伤员较少需要手术治疗。

鉴于胸部创伤的严重性与危急性,如果按选择外科原则——先检查、再诊断、后治疗,将因试图完善某些诊断性措施而痛失起死回生的抢救机会,如张力性气胸、心脏压塞等伤员死于放射科检查过程中并不鲜见。首先必须正确认识最直接威胁伤员生命的危急情况与损伤部位,必要时仅根据临床征象就应立即进行紧急处理。在抢救中应早期判断是否存在致命的严重胸部创伤,如心脏压塞、呼吸功能不全、血容量不足、开放性或张力性气胸、大量血胸、心脏挫伤、连枷胸和膈肌破裂等。因胸部钝性伤而住院的患者中约有3/4的伤员伴有身体其他部位损伤,其发生率依次为颅脑、脊柱、四肢和腹部。在多发性闭合性损伤中各部位处理的轻重缓急也至关重要,本末倒置将贻误宝贵的抢救时机。

胸部创伤早期救治要抓好两个改善，为进一步治疗奠定基础，其原则如下。

1.改善呼吸功能：保持呼吸道通畅，封闭开放性气胸的胸壁创口，穿刺与引流胸腔高压气体或大量积血，给氧、镇痛，必要时气管内插管和辅助呼吸（气胸伤员须先引流胸膜腔）。

2.改善循环功能：解除心脏压塞，补充血容量，创口止血，治疗心律失常，必要时给予血管活性药物。下列情况经早期紧急处理后应送手术室施行急症手术：

(1)急性心脏压塞。

(2)主动脉及其弓上分支或胸内其他大血管裂伤。

(3)气管支气管破裂。

(4)肺严重裂伤或进行性血胸。

(5)胸腹联合伤或膈肌破裂。

(6)食管破裂。

(7)大面积胸壁软化。

二、肋骨骨折及肺挫伤

肋骨骨折在胸部创伤中最为多见，国内大宗病案报告：55.2%胸外伤病员存在肋骨骨折。幼儿与儿童肋骨与肋软骨富有弹性，不易骨折。成年人与老年人肋骨失去弹性，肋骨脱钙，在遭受暴力时容易折断。骨性胸廓的解剖特点与创伤的关系表现如下。

(1)具有肩胛骨和锁骨保护的第1、2肋骨较短，一般不易骨折，一旦发生骨折常说明暴力强大，常并发锁骨、肩胛骨骨折，多伴有锁骨下动脉、静脉和臂丛神经损伤，并应警惕胸内器官组织也遭受严重损伤。

(2)第3～10肋骨容易骨折：直接暴力打击肋骨常导致其向内过度弯曲而折断，间接暴力的挤压多造成肋骨腋段过度向外弯曲而骨折，腋段肋间动脉走行于肋骨下内缘的肋沟内，与肋骨关系密切，骨折断端易伤及肋间动脉，也是迟发性血胸发生的原因之一。

(3)第10、12肋骨前端游离，较少发生骨折：一旦发生骨折应警惕肾脏与腹内脏器可能存在的并发伤。下胸部肋骨骨折还应警惕膈肌的损伤。

(4)胸骨及心脏体表投影区域附近的肋软骨与肋骨骨折应注意是否存在心肌裂伤或心肌挫伤。

(5)三根以上肋骨多处骨折会破坏骨性胸廓的完整性，骨折区的肋骨与肋间肌在呼吸时呈现胸壁软化区的反常呼吸运动。由于背部肌群发达及体位的自然压迫，背部胸壁软化区及连枷胸的反常呼吸运动危害一般较前侧区胸壁软化为轻。

(6)肋间动脉在脊柱与腋后线区域走行于肋间隙中央，且口径大，压力高，缺乏肋骨保护。该区域刃器伤易刺断肋间动脉，导致致命性大出血。

(7)肺挫伤所致的ARDS是闭合性胸外伤死亡的重要原因。连枷胸的发生常提示可能存在大面积的肺挫伤。

(一)致伤因素

肋骨骨折刺激肋间神经产生胸痛使呼吸变浅，咳嗽困难，呼吸道分泌物增多，易致肺不张与肺部感染。胸壁软化（连枷胸）所致反常呼吸运动可致肺受压，呼吸面积减少，肺挫伤区域通气/灌流失衡、肺内分流、肺间质水肿导致氧气在肺泡与肺毛细血管间弥散障碍，形成低氧血症。过去认为连枷胸出现低氧血症的主要原因是反常呼吸时存在摆动气，近年国内外的动物实验与临床结果已证实摆动气并不存在，低氧血症是大面积肺挫伤所致。

（二）判断

肋骨骨折的判断主要依靠现场检查。根据胸部创伤史，骨折部位疼痛和压痛，咳嗽、深呼吸时疼痛加剧，胸廓挤压试验（用双手挤压前后胸壁引发骨折区疼痛）即可区别肋骨骨折与胸壁软组织挫伤。听到骨折断端骨擦音更可肯定诊断。连枷胸时可见胸壁畸形与反常呼吸运动。通过检查可证实肋骨骨折的部位和范围，了解是否存在气胸、血胸和肺不张，明确肺挫伤的范围与严重程度。

（三）处理

肋骨骨折能自行愈合。即使断端对位不良也不影响呼吸功能。治疗的目的是减轻疼痛、有效排痰与深呼吸、防止肺不张与肺部感染

1.院前处理：保持呼吸道通畅，清除上呼吸道分泌物。多根肋骨骨折可使用多头胸带胶布条固定伤侧胸壁以达到上述目的。连枷胸所致反常呼吸明显且胸壁软化区域较大时，可酌情选用厚敷料包扎固定。

2.急诊科：处理呼吸循环稳定的情况下可做胸部X线摄片，胸骨骨折可做急诊心电图检查。迅速转入病房做进一步治疗。

三、创伤性气胸

胸膜腔积聚气体称为气胸。胸部创伤所致的气胸较多见，许多病例气胸与血胸并发存在。外界空气可经多种途径积聚于胸腔。绝大多数气胸是由肋骨骨折断端刺破胸膜与肺组织所致；子弹、弹片、刃器或其他尖锐物穿透胸壁时或胸壁存在持久的开放性伤道，外界空气也可进出胸膜腔；气管、支气管、食管破裂，其腔内气体也漏入胸膜腔。在抢救胸外伤时，正压机械通气可加速空气经气管、支气管或肺组织裂口积聚在胸腔。创伤性气胸可分为三类：

1.闭合性气胸：其在胸部创伤中最常见，多为钝性暴力所致，气胸形成后空气进入胸膜腔的通道即行封闭，胸膜腔内积聚气体有限，胸内仍为负压，伤侧肺部分受压萎陷。

2.开放性气胸：开放伤在胸壁形成持久开放的伤道或胸壁软组织缺失，呼吸时外界空气经伤口自由进出胸膜腔，空气量与伤口的面积密切相关，如创口面积超过气管横截面积时，伤情多为致命性。

3.张力性气胸：对少数闭合性或开放性胸外伤或开放性气胸处理不正确时（如胸壁创口封闭不严），空气进入胸膜腔的通道，形成活瓣作用，呼吸时空气进入胸膜腔多而难于排出或排出少时，胸膜腔内气体量会不断增加，胸膜腔内压会不断上升并超过大气压，即形成张力性气胸。张力性气胸可导致伤员迅速死亡。

（一）致伤因素

1.闭合性气胸：根据积聚气量多少可使伤侧肺部分或大部分萎陷，肺呼吸面积减少，严重者可致纵隔向健侧移位，影响肺的通气功能。长时间持久的气胸，迅速减压使萎陷肺迅速复张，可能产生肺复张后单侧急性肺间质水肿。其原理可能为肺持久萎陷、缺氧，使肺泡壁的渗透性改变，肺表面活性物质减少，肺迅速复张使患肺血流增加，毛细血管通透性增加，促使肺水肿发生。

2.开放性气胸：每次呼吸时大量空气经胸壁伤口进出胸膜腔，胸膜腔负压消失，除加重肺的萎

缩外，通气不足与残气量增加的矛盾更为明显，造成严重呼吸功能不全；纵隔在每次呼吸运动中左右摆动称为纵隔扑动，阻碍腔静脉血流回流心脏，引起循环功能紊乱。

3.张力性气胸：患侧胸膜腔内压明显增加，纵隔显著移向健侧，除患肺全部萎陷，健肺明显受压所致呼吸面积锐减外，通气/灌流比例也严重失衡。胸膜腔高压气体往往进入纵隔和皮下组织，导致纵隔、面、颈及胸腹部的皮下气肿。伤员可因呼吸循环衰竭迅速致死。

（二）判断

1.闭合性气胸：根据积气量多少，伤员可无明显症状或有胸闷、气促。患侧胸部叩诊鼓音，呼吸音减弱或消失，严重者气管向健侧移位。诊断性胸穿可抽出气体。

2.开放性气胸：胸壁有与胸腔相通的伤口，呼吸时可闻及空气进出创口产生的声音，伤员有明显的呼吸困难、发绀，甚至休克，体检除气胸体征外，气管明显向健侧移位。

3.张力性气胸：伤员呼吸极度困难、烦躁或神志不清、发绀明显、循环不稳定，呈濒死状。体检气管纵隔明显移位，除气胸体征外尚有伤侧胸廓饱满，呼吸动度降低，皮下气肿，胸穿时胸内高压气体可将注射器活塞推出。在急救处理改善呼吸循环功能前，开放性气胸与张力性气胸伤员不应进行任何耗费时间的胸部X线等辅助检查，以免延误宝贵的抢救时间。

（三）处理

1.院前处理：现场急救的原则是根据开放性与张力性气胸的致伤因素，利用事故现场可利用的器材实施急救，切忌因现场缺乏医用无菌的器材而延误紧急处理。开放性气胸尤其是创口面积较大者，应立即封闭创口，使之变为闭合性气胸。当场可利用易得到的如塑料布、塑料袋和衣物等制作不透气厚敷料，在伤员用力呼气末覆盖压迫或加压包扎。迅速转运途中如有张力性气胸表现，可在呼气时开放敷料排出高压气体。严重张力性气胸需迅速穿刺、紧急穿刺排气，在粗针头末端缚一橡皮指套（或气球、避孕套等），其远端剪一小口，然后在伤侧锁骨中线第二肋间隙刺入胸内，固定针头，呼气时气体从胸内指套孔排出，吸气时指套孔闭合，外界空气则不能进入胸腔。

2.急诊科处理：开放性气胸与张力性气胸不应在急诊科安排胸部X线检查，首先应安置胸腔闭式引流管，封闭开放性气胸的胸部伤口，送病房处理。情况稳定的闭合性气胸，应做急诊科胸部X线摄片。

四、血胸

胸膜腔内积聚血液称血胸，同时积聚血液和空气称为血气胸。血胸的出血可来自胸壁肋间血管、胸廓内血管、肺组织血管、心脏胸内大血管和膈肌血管。脊柱骨折尤其是第4～6胸椎骨折亦可形成血胸，这点多被忽略。血胸的血液量取决于血管口径大小、血压高低和出血持续的时间。肺循环血压低、肺血管出血多为肋骨断端刺破胸膜与肺组织所致，出血量一般不多。体循环血压高，肋间动脉和胸廓内动脉出血不易自行停止，出血量较多。心脏及胸内大血管及其主要分支出血多来势凶猛，患者常在短时间内因大量失血死于休克。

（一）致伤因素

胸腔积血首先压迫伤侧肺组织萎陷，大量血胸可致纵隔移位压迫健侧肺，使肺呼吸面积减少，影响呼吸功能。成人一侧胸膜腔能容纳5～6 L血液，所以，胸腔积血本身不会产生填塞止血作用。大量血液积聚在胸腔，失血可致失血性休克。积聚在胸腔的血液在肺、膈肌和心脏不停的运动之下起去除纤维蛋白的作用,一般能延误血液凝固的时间。如出血迅猛,时间短而失血量大时,早期可出现血液凝固,称为凝固性血胸。出现凝固性血胸时,附着在胸膜上的纤维素和血凝块逐渐机化,覆盖肺与胸壁,纤维组织限制肺与胸壁的活动,损害气体交换功能,形成纤维胸。血液是细菌繁殖的良好培养基,从胸壁或胸内器官创口进入胸膜腔的细菌很容易在胸腔积血中生长,导致胸膜腔感染,形成胸膜炎。

(二)判断

血胸患者的临床表现视出血量、出血速度、伤员体质、胸内器官创伤情况与伤后就诊时间而异。少量血胸与中量血胸,胸腔积血量分别在500 mL与1000 mL以内,临床症状少或不明显。大量血胸,胸腔积血量大于1000 mL且出血速度较快者,临床表现为面色苍白、脉搏较弱、呼吸急促、血压下降等失血性休克的表现,由于肺与纵隔的压迫引致呼吸困难与缺氧。体检可发现伤者的气管与纵隔移向健侧,伤侧肋间隙饱满,叩诊呈实音,呼吸音减弱或消失。血液未凝固时诊断性胸腔穿刺可抽出不凝的血液。肺裂伤所致的血胸伤员常有咯血。

(三)处理

1.院前处理:事故现场发现伤员胸部有致伤物存留时,应维持原状,包扎固定,并迅速送医院处理,切忌贸然拔除致伤物,否则会加速致命性大出血。首先应建立静脉通道,补充血容量。大量血胸者应安置多根大口径静脉通道。

2.急诊科处理:急诊室胸腔穿刺即可明确诊断。体位与穿刺位置可明确血胸量。伤后较长时间,情况稳定,血胸量不多,估计不致发生直立性低血压的伤员可做急诊胸部X线摄片。其他伤员不宜做耗时的辅助检查。必要时准备胸血回输装置,迅速转运手术室或病房。

五、心脏创伤

钝性暴力如挤压、撞击、坠落和冲击波所致的闭合性损伤和枪弹、弹片、刃器造成的开放性损伤均可伤及心脏。心脏的损伤包括心包、心肌、心内结构和心包内大血管损伤。心包损伤可引起心包出血压塞心脏,也可导致心脏经较大的心包裂口发生心脏脱位。心肌的损伤可表现为心肌挫伤或心脏房室的破裂或裂伤。心内结构的损伤包括房室间隔的穿透伤形成房室间隔缺损或心内瓣膜的损伤。心包内大血管损伤可累及上、下腔静脉,肺动静脉,主动脉和冠状动脉。心脏损伤可分为非穿透性与穿透性损伤两大类。前者多由钝性暴力所致,如胸前区撞击伤、减速伤、挤压伤、胸腹部冲击伤的压力传递等。伤情多表现为心包裂伤、心肌挫伤,严重者可出现心脏脱位、心脏破裂或心内瓣膜损伤。在心脏等容收缩期时遭受钝性暴力的损害作用最大。非穿透性心脏损伤并不少见,占严重胸外伤的10%～25%,随着诊断水平提高,其实际发生率可能更高。后者多由刃器伤或火器伤所致,心脏的损伤多与伤道有关,穿透性心脏损伤的主要临床表现为失血性休克(20%～30%)或心脏压塞(65%～80%)。无论是非穿透性或穿透性心脏损伤,伤情多较危重且变化迅速,如不及时诊断和正确处理,伤员死亡率极高。

(一)致伤因素

非穿透性心脏损伤以心肌挫伤最为多见。心肌挫伤的程度与撞击速度、质量、作用时间、心脏舒缩时相和心脏受力面积相关。轻者表现为心外膜下至心内膜下区域有小出血灶、瘀血,少量肌纤维断裂,重者有广泛的挫伤;心肌大片出血坏死,甚至出现闭合性心脏破裂或室间隔缺损;瓣膜损伤等心内结构受损。心肌挫伤后常出现心律失常、心肌收缩无力或低血压，少数可出现低心排综合征。损伤修复后可遗留瘢痕，甚至日后并发室壁瘤。穿透性心脏损伤院前死亡率达 62%～84%。其病理、病理生理及预后与致伤原因、致伤物特征及入院前时间长短关系极大。火器伤、宽刃利器与较短的院前时间常提示病情进展迅速、病员死亡的可能性大。穿透性心脏损伤的临床表现与伤情进展取决于心包心肌损伤程度和心包引流通畅情况，其可分为心脏压塞与失血性休克两种类型。前者心肌损伤较小，心包裂伤小而引流不畅或血凝块阻塞心包裂口，临床上心脏压塞为主要表现，临床救治成功率高；后者心脏裂伤大，心包裂口大且引流通畅、大量血液积聚于胸腔，临床以大量血胸伴失血性休克为主要表现，死亡率高。穿透性心脏伤可伴有房、室间隔，心脏瓣膜和冠状动脉损伤，火器伤常在心腔遗留异物。

（二）判断

闭合性胸外伤伴前胸部肋骨骨折、胸骨骨折、前胸壁连枷胸、损伤性窒息和纵隔血肿时应警惕心肌挫伤。部分患者存在不受呼吸影响的心前区疼痛，有 25%患者伴有充血性心力衰竭，甚至低心排综合征。心电图变异甚多，严重者在受伤一周内可出现室性早搏、室性心动过速、心室纤颤及房室传导阻滞。胸前区尤其是心脏体表投影区域附近的刃器或火器伤口应高度警惕穿透性心脏损坏。心脏压塞的典型表现为颈静脉怒张、奇脉和心音遥远，但仅有 35%～40%伤员具备这些典型的体征。心包穿刺仅 15%～20%的伤员有阳性发现。失血休克的表现为气管移向健侧、具有伤侧大量血胸的体征。值得注意的是穿透性心脏损伤由窄刃利器所致，伤后立即呼救可因受伤时间短，心包或(和)胸腔积血有限，缺乏循环障碍的临床表现。胸壁伤口位于心腔体表投影区域附近为提示诊断的唯一线索。这类亚临床表现型的穿透性心腔损伤在急诊时更易忽略心脏损伤的诊断和及时抢救，导致伤员猝死于放射科或急诊室。

综上所述，提高心脏损伤的救治水平关键在于提高警惕性。闭合性胸外伤严重、没有肋骨骨折是容易忽略的非穿透性心脏损伤的重要原因。重视伤口在心脏体表投影附近区域和受伤至医生到达的时间是及时诊断穿透性心脏损伤的重要线索。

（三）处理

1.院前处理：胸前壁心脏体表投影区域附近的钝性伤或穿透伤，无论现场伤员情况是否稳定，均应迅速转运至有剖胸手术条件的医院，多次转院将牺牲宝贵的抢救时间。胸壁存留的致伤物不应贸然拔除，应设法固定，限制致伤物移动减少再次损伤。在不影响转运时间的前提下，建立静脉补液通道。

2.急诊科处理：急诊科的诊断与处理必须同时进行。不应进行耗时且缺乏诊断价值的胸部 X 线检查。即使有时需要其他辅助检查，如心电图、超声波，也只能安排在不延误抢救时间时进行。闭合性心肌挫伤已有心律失常者应就地心电监护，给予抗心律失常药物治疗。穿透性心脏损伤伤情稳定者应在不影响转运手术室时间的情况下安置大口径静脉输液管，迅速转运至手术室。

第七节　腹部损伤

一、概述

近年来，腹部损伤的发病率有增加的趋势。由于腹部损伤的患者多数都伴有内脏损伤；其伤情一般都较严重、复杂，病情急、变化快，对受伤患者的生命常带来严重的威胁。现代腹部脏器损伤的重要特点是多脏器损伤，一般为2～3个脏器同时损伤，最多可达6～7个，故如何正确地早期诊断并得到及时适当的处理，是减少腹部损伤死亡率的关键。

（一）腹部损伤的分类

腹部损伤可分为开放性损伤和闭合性损伤两大类。开放伤按腹膜是否破损，可分为穿透伤和非穿透伤；闭合伤可分为单纯腹壁伤和腹内脏器伤。穿透伤中，有入口和出口者称贯通伤，只有入口而无出口者称非贯通伤。根据脏器的解剖特征，腹内脏器损伤又分为实质脏器损伤和空腔脏器损伤，前者易造成腹腔内大出血或腹膜后血肿，后者易造成腹腔内感染，引起腹膜炎。

（二）腹部损伤的病因

腹部闭合性损伤多由钝性暴力如高空坠落、塌方挤压、车辆碰撞或牛马踢踩等所致，又称钝性损伤。腹部开放性损伤多由锐性物体如刀、箭、枪弹等造成的穿透伤，均有伤口与外界相通。损伤的严重程度常与引起损伤的外界暴力的大小、重量、硬度、速度及着力部位和作用方向有密切的关系，同时与外力作用方式（直接受伤或间接受伤）及人体内在因素有关。如较猛烈的外力挤压上腹部，可造成肝、脾等易碎的实质脏器破裂或充盈的胃肠等空腔脏器破裂。当人体处于高速运动状态时，由于突然撞击、人体运动突然减速或停止运动，此时，身体虽然处于静止状态，但腹内活动性较大的脏器如脾蒂、小肠系膜、横结肠、十二指肠空肠曲等因受惯性作用继续运动，而使其易受损伤。

（三）腹部损伤的病理生理特点

腹部损伤无论开放与闭合，损伤范围可能仅局限于腹壁，也可能同时兼有内脏损伤，如并发内脏损伤，其伤情远较单纯腹壁损伤更为严重。尤其是闭合性腹部损伤，可能并发严重的腹内脏器损伤；有时腹壁损伤很轻微或无损伤痕迹，但内脏损伤却十分严重。腹内脏器损伤的严重程度还取决于患者腹壁的保护反应，当暴力作用于腹壁时，如腹肌反射性收缩，可防止或减轻腹内脏器的损伤；如腹肌未能及时收缩，则可出现严重的腹内脏器损伤。腹内脏器损伤的程度还受脏器解剖特点、功能状态及有无病理变化等内在因素的影响，如肝、脾组织结构脆弱，耐受压力的能力较低，在同样大小暴力作用下，比其他内脏更易破裂。如脏器原有病理改变，比正常脏器更易破裂。腹腔内较固定的脏器比活动、较游离的脏器更易受损。在脊柱前的脏器如胃窦、十二指肠第三段、胰腺比不在脊柱前的脏器更易受损。充盈的空腔脏器（饱餐后的胃、充盈的膀胱）比空虚的脏器更易破裂。

腹部脏器损伤的主要病理变化是实质脏器损伤所致的内出血及空腔脏器损伤引起的腹膜炎，这二者均可并发休克。休克早期表现为烦躁不安、呼吸浅快、脉速弱、四肢冷、面色苍白，如休克症状持续加重，可出现唇指发绀、脉压缩小、血压下降，常表明有严重的腹内脏器损伤，特别是内出血的可能性大。上腹部损伤并发休克的发生率一般比下腹部损伤为多。如休克程度与腹部损伤的程度和体征不成比例，应进一步检查胸部、盆腔或脊柱、四肢有无多发性损伤。昏迷的患者往往不能提供腹部症状和体征，如同时并发休克者，应考虑还有胸、腹部损伤的可能。外伤性昏迷和创伤性休克的主要区别是：前者有明显的头颅损伤，意识障碍较突出，常伴有肢体运动障碍、偏瘫和瞳孔大小不等的变化，而生命体征如体温、脉搏、呼吸及血压则相对稳定；后者以循环系统的改变如面色苍白、四肢发冷、脉搏细弱、血压下降、脉压缩小为主，而意识障碍相对较轻。

（四）腹部损伤的判断

腹部闭合性损伤判断的关键是要确定有无内脏损伤。在一般情况下，多数伤员的临床表现典型，要判断有无内脏损伤并不困难。但对一些早期腹部闭合性损伤的伤员，由于腹部体征不明显，或腹壁软组织损伤很严重，或伤员同时伴有腹部以外的脏器损伤，如颅脑损伤、胸部损伤、外伤性窒息、骨盆骨折或四肢骨折，而掩盖了腹部损伤的临床表现。有时由于伤情紧急、严重，迫使医生收集了解受伤史和检查体征往往在边检查、边治疗的过程中穿插进行。为防止漏诊要注意以下几点：

(1)详细了解受伤史，包括受伤时间、地点、致伤条件、暴力性质、大小、方向、速度及作用部位，以及伤情变化和所采用的急救处理措施等。

(2)仔细观察全身情况，包括脉搏、呼吸、体温和血压的监测并做详细的记录，注意有无神志变化及休克征象，全身其他部位有无复合伤。

(3)进行全面而有重点的体格检查，注意腹部有无伤口、压痛、肌紧张、反跳痛及腹部体征的程度和范围，有无移动性浊音、肝浊音界变化，肠鸣音是否存在，直肠指检有无阳性体征。此外应注意腹部以外有无损伤，如火器伤、锐器伤的入口有时不在腹部，而伤道经过或通向腹腔，可导致严重的腹内脏器损伤。

(4)诊断有困难时可进行诊断性腹腔穿刺或腹腔灌洗，这对早期诊断有无内脏损伤有极其重要的临床意义。

腹腔穿刺：适用于腹部闭合性损伤疑有内脏损伤者，此法方便、迅速、经济、安全，其准确率可达90%以上。如腹部曾多次手术，曾患腹膜炎、肠粘者应禁忌。穿刺点可选在腹部任何一个象限或下腹正中线，一般根据受伤部位及腹部体征而定，但应避开手术或外伤瘢痕、肿大的肝或脾、充盈的膀胱或怀孕的子宫。有骨盆骨折者，应在脐平面以上穿刺，以免刺入后腹膜血肿而误为腹腔内出血。穿刺针一般选用18～20号粗针头。穿刺前先嘱伤员向穿刺侧侧卧5～10 min，然后在局麻下进行。针刺入腹膜后，有阻力突然消失感。如穿刺抽出0.1 mL以上不凝固的血液，提示腹腔内出血，多为实质脏器或血管的损伤。如吸出物为胆汁或胃肠道内容物，提示有胆管或胃肠道损伤。如为尿液则提示膀胱损伤。抽吸时负压不能过大，否则可使大网膜、肠壁堵塞针头造成假象。如腹内液体未流至穿刺区，此时穿刺亦抽不出液体，但应改变穿刺针的方向、角度或深浅度，若仍无所得，可注入灭菌生理盐水50～100 mL，停留片刻后再抽出送检，如为阳性，可有内脏损伤；如为阴性，则不能完全排除内脏损伤，需要严密观察病情，必要时可重复穿刺或改行腹腔灌洗术。

诊断性腹腔灌洗术：其诊断的阳性率达95%以上，既可连续观察病情变化，还可避免多处反复穿刺的痛苦。其方法是在脐中线处做一小切口或直接用套管针穿刺，将一侧有孔的塑料管插入腹腔20～30 cm，如能顺利抽出10 mL以上血性液，可确定有内脏损伤，如抽不出液体，则经塑料管注入生理盐水1000 mL(15～20 mL/kg体重)，然后将塑料管另一端接无菌瓶，放在床下，使灌洗液借虹吸作用缓慢流入无菌瓶中，流出灌洗液至少应在500 mL以上。有以下情况之一即为阳性：

①灌洗液含有肉眼可见的血液、胆汁、胃肠液或检测为尿液；②镜下红细胞计数超过 10×10^{12}/L；③白细胞计数大于 500×10^{9}/L；④淀粉酶大于 100 单位/100 mL(索氏)；⑤在灌洗液中找到细菌。

(五)腹部损伤的处理

1.院前处理：凡腹部损伤伤员，无论开放与闭合伤，首先观察患者的神志、呼吸、脉搏及血压的状况。如神志、呼吸正常，则应观察有无腹内脏器的损伤，有休克者应立即建立静脉通道，快速输入平衡盐液或羧甲淀粉。腹壁伤口出血者，用消毒纱布或棉垫暂时加压包扎。腹腔内脏器外露者切不能现场回纳，暂时用盐水纱布覆盖保护。腹痛在原因未明确之前，禁用吗啡类止痛剂。凡确定有腹内脏器损伤或怀疑有内脏损伤者，均应迅速转送有条件的医院或病室进行进一步的急救处理。在搬动或转送伤员时，应密切观察伤员生命体征的变化，每 15～30 min 监测 1 次，每 30 min 检查腹部 1 次，注意腹痛程度、范围、有无腹膜炎体征。任何检查操作均应轻柔、迅速，尤其并发休克者更应加强监护。

2.急诊科处理：首先观察生命体征的情况，立即建立病例记录，详细记录患者受伤情况及伤后体征。并发休克者，立即查血红蛋白、细胞计数，抽血标本配血；对诊断不明者应同时进行诊断性腹腔穿刺，如能明确为腹内实质脏器出血，应立即与手术室联系，准备行手术探查止血。腹壁有伤口与腹腔不相通者，在急诊科行腹壁伤口的清创处理，并给予破伤风抗毒素或抗生素以预防感染。腹壁伤口与腹腔相通或观察已有脏器外露者，应立即送入病室或手术室处理。如证实腹内空腔脏器破裂，已形成腹膜炎者，一方面快速补液纠正伤员水电解质及酸碱平衡外，还应禁食、胃肠减压、使用抗生素。对诊断不明，腹穿为阴性，但伤员仍有腹痛者，切不可轻易放走，应留在急诊科继续观察，如出现以下情况，应立即转入病室和手术室做有关处理：①全身情况逐渐恶化，出现口渴、烦躁、脉搏加快变弱、血压下降或脉压差缩小；②逐渐出现面色苍白、血色素进行性下降；③腹痛逐渐加重、范围扩大；④腹胀明显、肠鸣减弱或消失；腹部有固定压痛、反跳痛及肌紧张；腹部移动性浊音阳性或肝浊音界消失；再次腹穿抽出气体、不凝固血、胃肠内容物或胆汁等。

二、腹内常见脏器损伤的特点和处理原则

(一)脾破裂

脾脏虽然在左季肋深部，但脾脏是一个高度血管化的器官，组织脆性大，在腹部闭合性损伤中，脾破裂几乎占首位，其发病率占腹部损伤 40%～50%。若脾脏原有肿大或有病理性改变，则更易发生破裂。

1.致伤原因

(1)外伤性脾破裂：外伤性脾破裂见于胸、腹部各种开放性、闭合性损伤，如挤压伤、肋骨骨折刺伤、刀伤、枪弹伤等。

(2)医源性脾破裂：医源性脾破裂见于胃大部切除、全胃切除、左半结肠切除等手术中牵扯或挤压伤。

(3)自发性脾破裂：自发性脾破裂多见于病理性脾如疟疾、伤寒、黑热病、单核细胞增多症、充血性脾肿大等。

2.病理

(1)被膜下破裂：被膜下破裂为被膜下脾窦破裂出血，常在被膜下积血形成血肿，此时无内出血

表现。血肿张力过大、患者活动及左上腹轻微外伤均可导致被膜破裂，发生腹腔内急性出血，多在初次受伤后2周左右发生，90%发生在伤后4周内。如被膜下血肿小，日后逐渐吸收形成囊肿或机化为肿块。

(2)中央破裂：中央破裂为脾实质内的破裂，可致脾髓内血肿。血肿过大，压力增高，出血可自停；血肿小，日后机化吸收，临床上无出血征象。但多数中央破裂可发展为被膜下或完全破裂，此时可出现相应的临床症状。

(3)真性(完全性)破裂：真性破裂为脾实质与被膜同时破裂，伤后立即发生腹内急性大出血。此型临床上最常见，约占85%。出血速度和量与破裂的深度、大小及部位有关。如为线形破裂，则出血速度慢、量少，临床上多表现为进行性贫血；如撕裂伤大或为脾门、脾蒂血管断裂，则临床表现为急性大出血、失血性休克，甚至短期内死亡。单纯脾破裂仅占约30%，约70%的患者常同时伴有左肋骨骨折，胸部损伤，腹内肝、胃、小肠、结肠、十二指肠损伤，颅脑损伤，左肾损伤或脊柱、四肢骨折，更增加病情的复杂性和治疗的难度。

3.诊断：根据左上腹外伤史及内出血表现，再结合B超、化验、X线检查、腹穿抽出不凝血，诊断外伤性脾破裂并不困难。但约有15%伤员为被膜下破裂，于2～4周才发生延迟性出血，或因休克、昏迷而掩盖了脾破裂的临床症状及体征，给正确诊断带来困难或造成误诊，延迟治疗，给伤员带来生命威胁。因此，对受伤后发生左上腹痛或左侧腹痛而伴左肩部放射痛，尽管无内出血或失血性休克的表现，也应做以下检查，有助诊断。

(1)定期复查血红蛋白、红细胞计数及红细胞比容，如有进行性下降，对诊断有帮助。

(2)进行X线检查，了解左膈有无升高、肌活动度是否受限、左膈下有无积血、脾影是否增大、胃及结肠有无推移、左肋骨有无骨折等改变。

(3)B超可测定脾影有无增大、左膈下及腹腔内有无积血。

(4)如腹腔穿刺未抽出不凝血，可反复穿刺或变换体位、改变方向穿刺，如仍无所获，可进一步做腹腔灌洗或做腹腔镜检查。

4.处理：按传统的概念，脾破裂一经确诊，原则上应急诊行脾切除术，因脾组织脆，破裂后止血、缝合、修补均有一定的难度，故脾切除治疗脾外伤是已被大家所接受的常规手术。近20年来，随着现代医学的进展，对脾脏功能的研究有更新的认识，发现脾脏是一个功能复杂的器官，除对造血系统有调节作用外，还具有免疫、防止感染、抑制恶性肿瘤发生等重要功能。现代脾外科的观点是，对正常外伤脾施行保脾手术或对某些损伤轻的患者试用非手术疗法。这个观点已为广大医务工作者所关注。

(1)院前处理：首先应观察伤员生命体征的变化，如有休克，应立即禁饮禁食，迅速建立静脉通道，必要时做静脉切开，补充平衡盐液，以改善组织灌注。并发肋骨骨折，可用胶布固定。对伤后循环稳定、诊断难以肯定者，应继续观察生命体征及腹部体征的变化。脉搏小于100次/min、血压大于13 kPa，不宜过早、过量补血。如需紧急手术者，在抗休克的情况下，立即将伤员转运到有条件的医院做进一步处理。

(2)急诊科处理：脾破裂一经确诊，应紧急手术治疗。术前禁食、备皮，立即建立静脉通道，快速补充平衡盐液，以尽早恢复组织灌注。对并发失血性休克者，要立即配血，快速输血，在抗休克的同时，行紧急手术止血。对并发多发伤的患者，检查应全面、仔细，尤其并发危及生命的复合伤者，应分轻重缓急进行处理。

(二)肝损伤

肝大部分位于右季肋区和上腹区，小部分位于左季肋区，有肋弓保护，一般不易损伤，若肝脏有慢性病或肿大时，肝脏组织较脆，易受较强暴力损伤。肝损伤占腹部损伤的15%～20%，常并发胸部及邻近器官的损伤。死亡率达20%～25%。

1.致伤因素

(1)开放性损伤：如锐性暴力的刀伤、刺伤及弹伤。

(2)闭合性损伤：如钝性暴力的坠落、挤压、撞击及车祸等。

2.病理：根据受伤方式，开放性肝损伤分为刺入伤及贯通伤两类。根据致伤因素不同，闭合性肝损伤可分为：

(1)肝被膜下损伤：此损伤为肝实质表面破裂，肝被膜完整，血积聚在肝被膜下。血肿压迫肝组织可造成肝细胞坏死；血肿继发感染形成肝被膜下脓肿；血肿破裂转变为真性破裂。

(2)中央型肝损伤：肝表面组织完整，深层破裂，常致肝内巨大血肿，可压迫肝组织造成肝细胞坏死或继发感染形成肝内脓肿。

(3)真性肝损伤：真性肝损伤为肝实质及被膜均有损伤，多系肝右叶损伤，根据受伤程度，肝损伤可分为单纯性肝损伤和复杂性肝损伤；当门静脉、肝静脉损伤时，休克发生早而严重。当肝内较大胆管受伤时，胆汁外溢至腹腔可引起胆汁性腹膜炎。腹腔大量积血及胆汁性腹膜炎，加上破碎肝组织坏死、厌氧杆菌的繁殖，使肝组织本身分解产生组织胺等血管活性物质，加重周围循环衰竭，导致呼吸衰竭、肾功能衰竭等并发症，最后导致死亡。

3.判断：凡有右上腹及右胸下肋的外伤，伤后临床表现为腹腔内出血、休克和腹膜刺激症状，腹部有明显的压痛和反跳痛，肝区叩击痛，肝浊音界扩大，均应警惕肝损伤的可能；如同时有右胸第9～12肋骨后段骨折，更应想到肝损伤。腹腔内出血量大时，腹部移动性浊音明显，肠鸣音减弱或消失，查体发现直肠膀胱陷凹丰满，有触痛。如为肝被膜下损伤，血肿形成，则腹部体征轻微，仅有右上腹压痛，扪及肿大肝脏或包块。若为肝中央型破裂，可因肝内血肿继发感染，形成脓肿，出现高热、畏寒等肝脓肿现象。当并发多发伤或脑外伤时，腹部体征常被掩盖，给早期诊断带来困难。对诊断困难的肝损伤，除继续观察腹部体征变化外，可做以下检查，以进一步确诊。

(1)腹腔穿刺、腹腔灌洗：这是一个简便、安全而有效的方法，腹穿对闭合性肝损伤的诊断率为80%～90%，可反复进行；穿刺前应排空小便，避开腹壁瘢痕组织，在腹直肌外侧上、下象限内穿刺，如抽出不凝固的血液，即为阳性。如多次腹穿为阴性，而临床上又高度怀疑内脏损伤，应做腹腔诊断性灌洗，其准确率可达93.4%～100%。但应注意，肝被膜下损伤及中央型破裂可出现假阴性，而医源性穿刺点出血，可出现假阳性结果。

(2)B超检查：B超检查对腹腔内出血、肝被膜下血肿或中央型破裂出血，均有诊断价值；因B超检查无损伤性，院内可以重复使用。

(3)X线检查：腹部平片上可显示右膈抬高，肝阴影增大、不清，右胸或右膈下积液，右结肠旁沟扩大等。但休克患者、病情危重者，不宜做此项检查。

(4)血管造影：对诊断困难的肝被膜下血肿或肝中央型破裂，可做选择性肝动脉或下腔静脉造影，还可注入栓塞剂以便止血，对危重患者选用此法应慎重。

(5)肝扫描、CT、MRI等检查：这些均有助于肝损伤类型、范围的诊断。

4.处理：肝损伤一旦确诊，原则上应行紧急手术治疗，个别症状不明显的肝被膜下小血肿，可密切观察或行肝动脉栓塞术等非手术治疗。

(1)院前处理：首先应观察生命体征的变化，若并发休克应立即输液、输血，迅速恢复有效血容量，积极改善组织灌注。同时急查血常规、出凝血时间、血糖、血淀粉酶、血电解质及血气分析等。并发肋骨骨折者暂用胶布固定；腹壁开放伤者，暂用无菌纱布包扎；积极抗休克，休克好转后再手术比较安全。相反，经抗休克、大量输液、输血治疗后，血压不稳、脉搏加速者，应快速加压输血，立即转送手术室进行手术探查、控制出血。

(2)急诊科处理：凡需急诊手术者，术前均应禁食、备皮、安放胃管、预防性使用抗生素。并发休克者，应立即建立两路静脉通道，迅速补液、输血，必要时动脉加压输血。迅速送往手术室紧急手术。

(三)胰腺损伤

胰腺位于腹膜后，位置较深，一般不易受伤，但若致伤力强，除胰腺损伤外，常并发周围脏器损伤。胰腺损伤占腹部损伤的1%～2%，胰腺损伤常并发休克及胰瘘，故死亡率高达14%～31%，平均在20%左右。

1.致伤因素

(1)钝性损伤：如汽车撞击、挤压、拳打足踢及高空坠落等，使胰腺实质被挤压在脊柱上发生挫伤或撕裂伤。

(2)穿透性损伤：如枪弹、弹片或刀刺伤等，常伴周围脏器如胃、十二指肠、脾、肝、胆管等损伤。

(3)医源性损伤：如行胃、胆管、脾脏手术时易使胰腺损伤。

2.病理：胰腺开放性穿透伤少见，多为闭合性挤压伤。腹腺挫伤可引起胰腺水肿、出血、膜泡及胰管破裂，最后继发胰腺假性囊肿。裂伤可引起胰管破裂，胰液外溢，其中的胰蛋白酶被肠激酶激活后刺激腹膜发生胰源性腹膜炎。因腹膜充血、水肿，大量血浆渗出，可使血容量下降，导致有效循环量减少，发生休克。胰管断裂后，大量胰液持续性外溢，既可腐蚀皮肤，又可形成膜外瘘，引起水、电解质失衡。因小肠缺乏腹酶，使营养物质在小肠内消化、吸收发生障碍，患者逐渐出现营养不良，体重下降。

3.判断：因胰腺在腹膜后，位置深，损伤后其临床症状常不明显或不典型，且常伴其他脏器的损伤，更易被这些脏器损伤的症状所掩盖。因此，凡上腹部或下胸部损伤，患者出现上腹疼痛、恶心、呕吐、进行性腹胀，查体时发现上腹部压痛、反跳痛、肌张力增加、肠鸣音减弱或消失等，应首先考虑有胰腺损伤的可能。做血、尿、腹腔液中淀粉酶测定，其值常明显增高，但也有患者血清淀粉酶并不升高，其值与胰腺损伤的严重程度并不成正比。然而血清淀粉酶升高，并不标志都是胰腺损伤，如胃、十二指肠及小肠损伤后，血清淀粉酶亦可升高。因此，胰腺损伤不能单凭淀粉酶的指标来判断，一定要结合其他检查，如X线、胰腺扫描、CT及MRI等，对胰腺损伤及其并发症均有诊断价值。

4.处理

(1)院前处理：因胰腺损伤除胰腺本身损伤外，常并发周围脏器或血管的复合伤，导致出血、休克及腹膜炎等。首先应禁食、补液、胃肠减压，积极纠正水电解质及酸碱失衡。在病情允许的情况下，应迅速查明有无其他脏器的复合伤。并可早期使用广谱抗生素如头孢类抗生素、甲硝唑等。休克者应先积极抗休克治疗，迅速建立两路静脉通道，补足有效循环量。

(2)急诊科处理：胰腺损伤诊断明确者或上腹部损伤后伴上腹痛、休克者，应早期进行手术治疗。手术方式取决于胰腺损伤的程度、部位、范围及患者的全身情况。手术原则是尽可能保留胰腺组织，恢复胰管的正常生理通道及膜组织的生理功能。

(四)十二指肠损伤

十二指肠大部分位于腹膜后，直接暴力引起的损伤少见，临床上多见于非穿透性暴力如强烈挤压或跌伤所致的十二指肠降部和水平部损伤；穿透性损伤可发生于十二指肠的任何部位。十二指肠损伤分开放性和闭合性两种，以后者常见。其发生率占腹部闭合性损伤的2.5%～5%。十二指肠损伤的死亡率高，一般文献报告为30%，近年来下降为10%～14%，如并发周围脏器损伤，其死亡率高达60%。

1.致伤因素：引起十二指肠损伤的暴力主要为非穿透性腹部钝性损伤，如撞击、挤压及坠落伤。当腹壁被挤压向脊柱时，腹头和十二指肠降部及水平部被推向脊柱右侧，而膜体尾和十二指肠上部及升部被推向脊柱左侧，形成一剪切力。其次为手术所致的损伤，如胆管、结肠肝曲和右肾手术均可导致十二指肠损伤。直接穿透伤少见，且常并发其他脏器的损伤。根据致伤暴力的大小和方向，可导致十二指肠壁挫伤、穿孔、破裂和肠壁间血肿。

2.病理：十二指肠属腹膜间位器官，部分在腹腔内，部分在腹膜后。如损伤发生在腹腔内的十二指肠，肠内的胰液和胆汁进入腹腔，可导致化学性腹膜炎。如损伤在腹膜后的十二指肠，早期临床表现隐蔽，不易发现，以后随着肠腔内空气、胰液、胆汁在腹膜后疏松组织内扩张，引起腹膜后严重感染和毒血症。此外，因大量体液丢失，而出现严重水电解质及酸碱失衡。

3.判断：十二指肠损伤因部位和性质不同，其临床表现差异很大。如为腹腔内十二指肠损伤，主要表现为右上腹剧痛伴恶心、呕吐，后期随腹膜炎加重，腹胀更明显。如为腹膜后十二指肠损伤，早期症状隐晦、不明显，主要表现为右肩背部疼痛，腹膜炎的症状不突出。如十二指肠损伤伴发胰、肾、右肝、结肠损伤，其诊断更加困难，必要时可做腹部X线照片，了解有无气腹或游离气体存在。腹穿或腹腔灌洗对腹内十二指肠损伤有诊断价值。少数患者血淀粉酶可升高。对诊断不明，但又高度怀疑为十二指肠损伤者，应及时手术探查，以免延误治疗。

4.处理

(1)院前处理：十二指肠损伤后，大量胆汁、胰液入腹或腹膜后间隙引起严重的炎症、感染。为尽量减少十二指肠液的外溢，应立即禁食、放置胃管、持续胃肠减压，同时静脉补液以纠正水电解质紊乱。为防止感染的扩散，应早期使用抗生素，如氨苄西林或头孢类抗生素。有失血者，如失血大于400 mL，应输给全血。此外，应迅速查明有无肝、胆、胰、胃、结肠、右肾等脏器损伤。

(2)急诊科处理：十二指肠损伤诊断明确后，应早期送手术室手术，对高度怀疑的患者，应及时手术探查，以免漏诊。手术探查应仔细、全面，特别是腹膜后十二指肠，应切开侧腹膜或横结肠系膜根部之后腹膜，以便检查十二指肠降部及水平部。手术方式应根据十二指肠损伤的部位、范围、大小、邻近脏器情况，损伤距手术时间及局部血供和患者全身状况而定。

(五)结肠、直肠损伤

结肠是腹膜间位器官，部分位于腹膜后，一旦受伤，容易漏诊。直肠为胃肠道终末部分，位于骨盆内，一般不易受伤，若暴力过大，不仅导致直肠损伤，常并发周围组织器官如膀胱、尿道、子宫及阴道的损伤。结肠、直肠内有粪便，细菌多，损伤后可导致腹腔、盆腔、腹膜后及直肠周围间隙的感染，更增加了处理的难度。

1.致伤原因

(1)钝性损伤:这种损伤在结肠损伤中最常见。如腹部撞击、挤压、坠落伤等。会阴部钝性暴力可致直肠损伤。

(2)穿透性损伤:如枪弹伤、刀刺伤及会阴部的锐器戳伤、异物刺伤等。

(3)医源性损伤:如纤维镜、乙状镜检查,息肉摘除或电灼,锁剂或空气灌肠,直肠活检等。亦见于胃、十二指肠手术,脾切除及盆腔、膀胱、子宫手术时损伤。

2.病理:结肠位置较固定,活动度比小肠小,而受伤机会比小肠多。结肠壁薄,血运较差,一旦损伤,肠壁易发生破裂,破裂后的愈合能力远不如小肠。直肠损伤的程度取决于致伤的原因。暴力从外向内的损伤,其范围广、性质严重,尤其是枪弹或金属异物的穿通伤,常造成肠壁全层破裂,同时并发膀胱、小肠、肛管及阴道等损伤。暴力自内向外的损伤,其范围小、程度轻,多数为直肠黏膜损伤。结肠、直肠内细菌含量及种类均多,破裂后早期症状并不明显,后期感染蔓延。损伤在腹膜反折以上。可出现盆腔炎和腹膜炎,细菌种类除需氧菌外,还有厌氧菌,使感染更加复杂化。

3.判断:结肠、直肠损伤多数有腹痛、恶心、呕吐及便血,同时出现腹膜炎或盆腔炎腹膜后结肠及腹膜外直肠损伤,一般无腹膜炎体征。如并发肠系膜血管破裂,可出现失血的症状和体征。如下腹部或盆底外伤后出现明显腹膜炎、盆腔炎和便血,首先应考虑结肠、直肠损伤,并尽早手术探查,以免延误治疗。一般可做腹部平片检查,能发现腹腔内有游离气体、腹膜后积气,患侧胰腺影像消失及肠麻痹等。如有腰椎及骨盆骨折,亦可提示结肠、直肠损伤。腹腔灌洗是诊断结肠、直肠损伤有力的措施。腹膜外直肠损伤可做直肠指检。必要时可做直肠镜或乙状结肠镜检查,但不作为常规检查。

4.处理

(1)院前处理:并发休克者应先抢救休克,尽快建立两路静脉通道,迅速恢复有效血循环量,最好是先补充晶体或平衡液,既有利于组织灌洗量的恢复,改善组织缺氧,又可降低血液黏稠度,提高血流速度,有利于休克的纠正。同时纠正患者的水、电解质及酸碱失衡,以提高患者的耐受力。在病情允许的情况下,应做有关检查,如腹部 X 线平片、腹腔穿刺或灌洗,以尽早明确诊断,进一步查明结肠、直肠损伤的部位、范围及创口大小,同时应了解有无并发腹腔内、盆腔内其他脏器伤。如为枪弹伤还应弄清枪弹入口和出口及受伤时患者的姿势。术前均应禁食、安放胃肠减压,休克者应置保留尿管,记出入量,定时监测生命体征及腹部体征的变化。

(2)急诊科处理:凡结肠、直肠损伤的诊断明确或高度怀疑时,均立即送手术探查,根据结肠、直肠损伤的部位和程度的不同,其处理方法亦有差异。

第八节　泌尿系损伤

一、肾损伤

肾脏位于脊柱两侧,紧贴腹后壁,位置隐蔽,周围有良好的保护,一般不易受伤。然而肾脏为一实质器官,结构比较脆弱,当暴力正中肾区时可伤及肾脏。肾脏形态异常或病理情况下,受伤机会增加。肾损伤多见于 20～40 岁男性,左侧少于右侧。

（一）致伤因素及分类

直接暴力、间接暴力或肌肉强力收缩引起的外力撞击、挤压，突然减速或身体旋转及震波冲击可导致肾脏闭合性损伤。而开放性肾损伤多由弹片、枪弹或锐器刺伤所致。和平时期闭合性损伤占大多数。按损伤的病理改变可将肾损伤分为三类。

1.肾实质损伤：根据损伤程度可分为三种。

(1)肾挫伤：肾实质挫伤，肾被膜及肾盂肾盏完整，可有局部瘀肿或血肿形成，一般不产生肾脏外血肿及尿外渗。

(2)肾裂伤：肾损伤较重，发生裂口。若肾被膜破裂，可形成肾周血肿；若收集系统破裂，则出现肉眼血尿，若肾被膜及收集系统同时破裂，则形成肾全层裂伤，导致肾周血肿、尿外渗及肉眼血尿同时出现。

(3)肾粉碎伤：肾实质多处裂伤，使肾实质破碎成多块。常伴发严重出血和尿外渗。

2.肾盂裂伤：多发生于锐器刺伤或弹片、枪弹伤，也可伴发于粉碎伤或严重肾裂伤。发生这类损伤时，常有大量尿外渗或肾周尿性囊肿形成。如腹膜有破裂，尿流进入腹腔，可发生尿性腹膜炎。

3.肾蒂伤：肾蒂伤系指肾动、静脉主干或主要分支的撕裂或离断。若为肾动脉内膜断裂，可导致内膜下出血、血管管腔狭长或血栓形成，肾脏血供受阻；若为肾血管全撕裂伤或离断常导致迅猛出血，死亡率高。

（二）诊断

肾损伤诊断的主要依据包括受伤史、临床表现、尿液检查及特殊检查。大多数情况下根据受伤史和血尿即可做出初步判断。诊断中应注意对侧肾脏的形态及功能是否正常。

1.外伤史：应尽可能详尽收集外伤史。如有上腹部或肾区受撞击或腰部挤压伤，应考虑肾损伤的可能性。伤后有无排尿及有无血尿对诊断有重要意义。

2.临床表现：多数肾损伤患者有不同程度的血尿，其中肉眼血尿占多数，但有无血尿及血尿严重程度与肾损伤的程度不一定一致。血块通过输尿管时可发生肾绞痛。休克是肾损伤的重要表现，可为创伤性休克或(和)失血性休克。开放肾损伤多并发休克(85%)。闭合性损伤时，若血尿轻微而并发休克时应考虑严重肾损伤(包括肾蒂伤)或并发其他脏器损伤。闭合性损伤，须注意腹部、下胸及腰背部体表软组织损伤的痕迹，肾区及腹部有无包块、肿胀、肌张力增高及压痛等体征。开放性损伤，应注意伤口部位、伤道方向及深度、有无尿液溢出等。

3.尿液检查：血尿是诊断肾损伤的重要依据。伤后不能自行排尿者，应予导尿收集标本送检。肾组织损伤后可释放大量乳酸脱氢酶，其值升高有助肾损伤的诊断。根据外伤史，临床表现及尿液检查即可对肾损伤做出初步诊断，然后进行有针对性的特殊检查和治疗。

4.特殊检查

(1)B型超声检查。

(2)X线检查：①腹部X线平片及静脉尿路造影。②肾动脉造影。③CT。

（三）处理

1.院前处理：根据外伤史、临床表现及尿液检查初步诊断或疑有肾损伤者，应立即要求患者卧床，密切观察脉搏血压及局部体征变化，并转送医院做进一步诊治。损伤严重或伴有休克时应及早开始输液、输血等防治休克措施，尽快转送医院。

2.急诊科处理:初步诊断有肾损伤而病情稳定者,在密切观察下,可行B超及X线检查,以明确损伤程度及类型,然后转住院治疗。若伤情严重或伴有休克时,应立即给予输液、输血等抗休克措施,血压相对稳定后立即住院治疗。

二、膀胱损伤

膀胱损伤一般不会造成严重临床问题,不需特殊处理,具有重要临床意义的是膀胱破裂。膀胱为盆腔内器官,一般不易受到损伤。膀胱充盈时损伤机会加大。经多次手术或放射治疗的膀胱及有结核、肿瘤等病理改变的膀胱,受伤机会远远大于正常膀胱。甚至在无明显外来暴力情况下发生破裂,称为自发性膀胱破裂。按膀胱破裂部位有无腹膜覆盖,可分为腹膜内膀胱破裂与腹膜外膀胱破裂。前者尿液流入腹腔形成尿性腹膜炎,并易继发化脓性腹膜炎,同时大量尿液经腹腔吸收,血尿素氮迅速升高。腹膜外膀胱破裂多发生于耻骨骨折,外渗的尿液一般多积聚在盆腔内膀胱周围。

(一)致伤因素及分类

1.闭合性损伤

(1)直接暴力:在膀胱处于充盈状态下,下腹受拳击、脚踢或钝器撞击可导致膀胱破裂。破裂部位多发生在最薄弱的腹膜覆盖的膀胱顶部,形成腹膜内膀胱破裂。

(2)间接暴力:暴力导致骨盆骨折时,骨折断端或骨片可刺破相邻的膀胱,多形成腹膜外膀胱破裂。

2.开放性损伤:包括火器伤及锐器刺伤,常并发其他脏器损伤。

3.医源性损伤:常见的有器械伤(如尿道扩张器),经尿道膀胱肿瘤或前列腺切除时及下腹、腹股沟病手术时误伤膀胱等。

(二)判断

根据外伤史、伤后无正常排尿及尿外渗或尿性腹膜炎的症状体征可得出膀胱破裂的初步印象,应进一步检查以确定诊断。

1.导尿检查及注水试验:严格无菌条件下以软导尿管行导尿。如能引流出尿量不少于300 mL,且清亮无血,可初步排除膀胱破裂。如导出尿量少或呈红色则应行膀胱注水试验。方法为将膀胱内尿液尽量吸尽后,以无菌技术经导尿管注入无菌生理盐水300 mL,停留5 min,如能抽出等量或接近等量的液体,表明无膀胱破裂,如抽出液量显著少于注入量则提示有膀胱破裂。有疑问时,可重新注水试验1次。

2.膀胱造影:经尿道放入导尿管,以70～80 cm高度(距耻骨联合平面)缓慢注入无菌造影剂250 mL。若有条件,应通过X线电视监视系统观察膀胱充盈过程,有无造影剂外漏,裂口部位及大小。否则应于造影剂注入前及注完后分别拍片观察。若250 mL造影剂注入后未发现造影剂外漏,则可再注造影剂150 mL进行观察,避免造影剂注入不充分所得的假阴性结果。

(三)处理

1.院前处理:膀胱破裂常并发骨盆骨折或多器官损伤,伤员往往处于不同程度的休克状态,应注意全身情况的观察处理,尽早行抗休克及抗感染治疗。只要怀疑有膀胱破裂的可能,应尽早经尿道放入气囊导尿管引流尿液,减少或避免尿液继续外漏。然后尽快送医院治疗。骨盆骨折时可并发膀胱破裂或后尿道损伤,或二者皆有之。有后尿道损伤时,放置尿管常遭失败,此时不宜过多重复操作,以免加重损伤。

2.急诊科处理：首先注意全身情况的观察处理，进行抗休克治疗。通过导尿法及膀胱注水试验初步确定有无膀胱破裂。导尿管一旦放入即应留置膀胱内，以引流膀胱。此期间必要时应通过B超、X线检查及腹腔穿刺等了解骨盆骨折及其他脏器损伤情况。必要时立即送手术室手术。

三、尿道损伤

尿道损伤是泌尿系统最常见的损伤，大多发生在青壮年男性，女性少见。男性尿道以尿生殖膈为界分为前尿道和后尿道。由于前、后尿道解剖部位的差异，其损伤的原因、类型、临床表现和处理方法有明显不同。尿道损伤后早期常引起排尿困难，损伤周围的血肿、尿外渗、继发感染和软组织坏死等，后期则出现尿道瘢痕性狭窄或闭锁。

(一)致伤因素及分类

1.骨盆骨折致后尿道损伤：如房屋倒塌、矿井塌方、交通事故等导致骨盆挤压伤时，骨盆变形、骨折，后尿道受牵拉而撕裂或受骨折断端刺伤。最常见为尿道膜部或膜部与前列腺部交界处的撕裂或断裂。

2.骑跨伤致尿道球部损伤：常发生在伤员从高处跌落时会阴骑跨于硬物上。尿道(主要是球部尿道)被挤压于耻骨联合与硬物之间，造成尿道挫裂伤，严重时尿道完全断裂造成尿外渗。

3.开放性损伤：可发生于尿道器械伤，如不适当的尿道扩探误伤等。多发生在尿道球膜部及前列腺尿道。

(二)诊断

尿道损伤的诊断应着重解决以下问题：①有无损伤及损伤的部位；②损伤的程度；③有无其他脏器损伤。

(1)根据受伤史、伤后排尿困难、尿道流血或血尿、尿外渗等表现，即应考虑尿道损伤的可能。尿道球部损伤病员行走无困难，有多尿、流血。会阴、阴囊甚至阴茎可能出现血肿或尿外渗。骨盆骨折伴后尿道损伤者多不能行走，骨盆挤压及分离试验阳性，血肿及尿外渗多聚集在盆腔内，前列腺膀胱周围。但尿生殖膈有明显破损时，血肿及尿外渗也可扩展至会阴及阴囊。此时若放置导尿管(尿管硬度适中)在球部或膜部受阻，和(或)尿管仅能引流出少量血性液体则可确立诊断。诊断困难时应在无菌技术下行尿道造影，确定有无损伤及其部位。

(2)尿道轻微挫伤可无明显排尿困难及尿外渗。若有尿道壁的全层裂伤，多有排尿困难和不同程度的尿外渗。若是完全性尿道断裂，则尿液不能排出，常有严重的尿外渗。若是后尿道断裂，肛门指检可发现前列腺“浮动”，位置升高，也可扪及前列腺周围有血肿。

(3)尿道损伤与膀胱损伤有时不易鉴别，有时并发。

(4)并发其他脏器损伤的判断对伤后早期处理十分重要。有挤压伤史，伤后不能行走，骨盆挤压及分离试验阳性等都有助于骨盆骨折的诊断。为了准确了解骨盆骨折情况，需行骨盆X光照片。对全身其他部位及脏器的损伤则应详细询问受伤史、仔细查体及进行必要的特殊检查来判断。

(三)处理

1.院前处理：尿道损伤本身在短时间内一般不会威胁患者生命，而并发的其他脏器损伤有时会直接危及患者生命。伤后即应全面估计伤情，尽早开始防治休克及抗感染等处理。对尿道的损伤不宜做过多干预，尽快送医院处理。对已有尿外渗或排尿有困难的患者，若需长途转送，可行膀胱穿刺引流尿液，限制患者经尿道排尿，以免加重尿外渗。并发骨盆骨折者应卧于平板上转送，避免骨折移位。

2.急诊科处理：首先注意全身情况的观察及检查其他脏器有无损伤并做相应处理。根据外伤史、伤后排尿异常、尿外渗、会阴血肿及骨盆骨折的体征可初步诊断尿道损伤及其部位。有疑问时可试行导尿检查，尿管一旦放入膀胱内，则不应退出，留作引流膀胱之用。疑有骨盆骨折时应做骨盆X线照片证实。

参考文献

[1] 赵玉沛，陈孝平.外科学：全2册[M].3版.北京：人民卫生出版社，2015.

[2] 胡盛寿，王俊.外科学：胸心外科分册[M].北京：人民卫生出版社，2015.

[3] 马冬纹，等.临床急危重症学研究[M].长春：吉林科学技术出版社，2019.

[4] 孟庆义，田国锋.急诊内科诊疗精要[M].2版.北京：军事医学科学出版社.2015.

[5] 梁名吉.消化内科急危重症[M].北京：中国协和医科大学出版社，2018.

[6] 刘旭平.重症监护技术[M].2版.北京：人民卫生出版社，2015.

[7] 沈慧凝，等.急危重症诊断与处理[M].长春：吉林科学技术出版社，2018.

[8] 王真，等.临床常见急危重症综合诊疗[M].长春：吉林科学技术出版社，2018.

[9] 王永芳，张传坤.重症监护技术实验指导[M].北京：中国协和医科大学出版社，2014.

[10] 黄子通，于学忠.急诊医学[M].2版.北京：人民卫生出版社，2014.

[11] 李春盛.急危重症医学进展：2016[M].北京：人民卫生出版社，2016.

[12] 王大冰，等.实用临床急危重症学[M].上海：上海交通大学出版社，2018.

[13] 姜铁超，等.急危重症诊疗实践[M].长春：吉林科学技术出版社，2019.

[14] 邢玉华，刘锦声.急诊医学手册[M].武汉：华中科技大学出版社，2014.

[15] 赵晓丽，胡国章，李清香.急危重症诊断与处理[M].南昌：江西科学技术出版社，2018.

[16] 孟昭泉，孟靓靓.新编临床急救手册[M].北京：中国中医药出版社，2014.

[17] 李凡民，张解放.临床实用急危重症治疗学[M].长春：吉林科学技术出版社，2017.

[18] 北京儿童医院.急诊与危重症诊疗常规[M].2版.北京：人民卫生出版社，2016.

[19] 侯希炎，等.急危重症救治精要[M].福州：福建科学技术出版社，2019.

[20] 杨毅，黄英姿. ICU监测与治疗技术[M].2版.上海：上海科学技术出版社，2018.